诗赞图展　经引典述

本草之歌

李云程　李世顺◎主编

彩绘版

长江出版传媒　湖北科学技术出版社

图书在版编目（CIP）数据

本草之歌：彩绘版 / 李云程，李世顺主编 . —武汉：湖北
科学技术出版社，2023.10
ISBN 978-7-5706-2835-3

Ⅰ．①本… Ⅱ．①李… ②李… Ⅲ．①本草－汇编
Ⅳ．① R281

中国国家版本馆 CIP 数据核字（2023）第 168249 号

本草之歌：彩绘版
BENCAO ZHI GE CAIHUIBAN

策　　划：冯友仁		责任校对：童桂清	
责任编辑：张荔菲		封面设计：曾雅明	

出版发行：湖北科学技术出版社
地　　址：武汉市雄楚大街 268 号（湖北出版文化城 B 座 13—14 层）
电　　话：027-87679468　　　　　　　　　　　　　邮　　编：430070

印　　刷：湖北星艺彩数字出版印刷技术有限公司　　　　邮　　编：430070

710×1000　　　　1/16　　　　　　　　14.5 印张　　　　268 千字
2023 年 10 月第 1 版　　　　　　　　　2023 年 10 月第 1 次印刷
定　　价：98.00 元

《本草之歌（彩绘版）》

编 委 会

主　编　李云程　李世顺

副主编　李慧卉　何　荷

编　委（按姓氏笔画排序）

　　李　旺　李云程　李世顺　李慧卉

　　何　荷　陈　途

李云程，湖北赤壁人，医学博士，主任医师，留美访问学者，湖北省第十四届人大代表，武汉市人民政府津贴获得者，武汉市医师协会耳鼻咽喉头颈外科分会常委，武汉市医学会耳鼻咽喉头颈外科分会委员，武汉市中西医结合学会耳鼻咽喉头颈外科分会常委。中华医学会耳鼻咽喉头颈外科分会 2020 年抗疫先进个人。主要从事咽喉头颈肿瘤基础与临床研究。

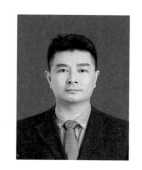

李世顺，湖北鄂州人，1950 年 3 月生。先后在咸宁市药品检验所、咸宁市中心血站供职。主管中药师，咸宁市中医药学会常务理事，曾参加《湖北中草药志》绘图，参著《药学美学》，任《咸宁市志》（卫生卷）主笔。

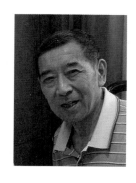

1. 书名：本书以科普中药知识为初衷。历代介绍中药的书籍大多称中药为"本草"。本书集诗歌、彩绘图、文于一体，故名《本草之歌（彩绘版）》。

2. 排序：以中药的植物形态属性归类，再按照首字笔画排序，采取一页文、一页图，图随文走的方式，便于读者图文对照。

3. 诗歌：统一为二段八行，自由体叙事式。重点歌咏药形辨识和主要特点，兼顾药性及典故，力求通俗易懂，与正文和药图呼应，"点睛"、补笔。

4. 彩绘图：①选取中药植物彩色照片为基样勾勒，用彩色铅笔和马克笔相结合的方式手绘。马克笔铺色，彩铅细绘，力求精丽工致。②选图与中药植物名相符，构图尽量表现植物全株，展现中药的药用部分，着重选取有鉴别特征的花果或其他代表性部位，难以照顾到的（如大型植株、根类中药，花果不同期等），为使完整，采取合理拼接或特写方式补充。③做到写实与艺术性结合。

5. 文：①中药名称、来源项，以《中华人民共和国药典》（2020 年版）为依据，使之规范。②植物形态：参考了《中国药典中药材及饮片彩色图鉴》等书的内容，对植物的根、茎、叶、花、果等进行描述。对于一药有多个植物来源的，只选一个描述，药图及植物名也与其对应。③性味归经、功能主治、用药注意等项，均以《中华人民共和国药典》（2020 年版）为依据。④经史摘要：凡引《神农本草经》（简称"本经"）文，为《神农本草经赞》校注本，原系清代孙星衍、孙冯翼辑本。其他引文主要参考书为《中华本草》《本草纲目》等，一般按引文年代先后排列，审择萃取用药历史源流、形态特征、药性等内容精要，力求博而有要，引文可考。⑤古诗选录：选取或摘录与该中药相关的古代名人诗句及药性歌诀，注明作者及出处，扩大读者视野，增加阅读兴趣。从④、⑤两项可了解诸多中药文化的重要信息。

编者

2022 年 10 月

序 言

壬寅金秋，是一个收获的季节。适逢李君世顺先生寄来《本草之歌（彩绘版）》书稿，并索序于我。展卷拜读之余，无不为之赞叹不已。

先生系湖北鄂州人氏，自幼爱好诗文书画，具有较好的素养和功底。数十年来，一直在湖北省咸宁市从事中药检验及相关工作，广泛涉猎本草及药用植物，积淀深厚。尤其对药图绘制情有独钟，颇有心得和感悟。曾先后参加《湖北中草药志》《药学美学》等著作的编写、绘图工作，深得好评。退休之后，仍不忘初心，坚守本行，发挥所长，对彩绘中药乐此不疲。先生不辞劳苦，亲自深入实地考察，以药用植物为拍摄对象，收集了大量药用植物的彩色图像资料，为编写本书奠定了坚实的基础。

自古以来，人们习惯把中药称为"本草"。在历代本草书籍中，诸如有文无图、文图兼收、以诗咏药等不乏其例，而以诗配画者则鲜见。先生受郭沫若《百花齐放》的启发，萌生了为本草咏诗配画的基本构想，并付诸实施。历经寒暑，数易其稿，终如夙愿，功始垂成，名曰《本草之歌（彩绘版）》。

纵览全书，共收录临床常用中药 100 种，每药依次分为三大板块予以呈现。一是仿《百花齐放》诗集的自由诗体形式风格，不拘格律，二段八行。凡药皆以诗文为赞，传递了药物诸多元素的重要信息。二是以药用植物的彩色图像为依托，采取直观写实手法，通过精工勾勒，重彩渲染。绘图清晰精美，质感逼真，富有层次感和立体感，达到了与原实物基本相符的境界。三是以《中华人民共和国药典》（2020 年版）为蓝本，简略介绍药物的来源、植物形态、性味功用等内容，同时广集历代本草文献之精华、文人墨客的经典名句，择善而从，繁简有度，拓展和丰富了诗画的内容。

先生年过七旬，仍笔耕不已，执着追求，锲而不舍，其治学精神可敬可佩，为之点赞。是书以诗咏药，彩绘药图支撑，图文并茂，雅俗共赏，具有很强的可读性和普适性。故乐为之序。

湖北中医药大学教授、博士生导师　周祯祥

2022 年 10 月

有史以来，中医药在预防和治疗疾病中发挥了重要作用，中药文化经长期积淀博大精深。

人们在日常生活中会接触到一些常用中药，但多数人对中药知识知之甚少。普及一些常用中药的知识，对保障身体健康大有裨益。

人参到底长什么样？与党参、太子参有何关联？丁香、石斛、车前草等药名由何而来？兰草是兰花吗？无花果无花吗？女贞子、合欢花有什么奇特之处？黄芪为何称为良相？甘草为何称为国老？大黄为何称为将军？何首乌、刘寄奴有怎样的传奇故事？苏轼为何喜欢石菖蒲？李白为哪些中药写过诗？青蒿对人类有何贡献？它们"长相"如何？功效如何？所有这些，你翻开此书，便可在朗朗上口的诗歌中知晓，在精美的彩绘图中识得它们的"面容"，轻松学习到一些中药的基本知识。

本书是现今我国首部集诗、彩绘图、文于一体的本草著作，是以文学艺术形式科普中药知识、弘扬中药文化的新尝试。

本书古今结合，内容新颖，图文并茂，雅俗共赏，适合中药初学者学习、在校中医药学生辅读，适合中医药爱好者收藏、欣赏、使用。

目 录

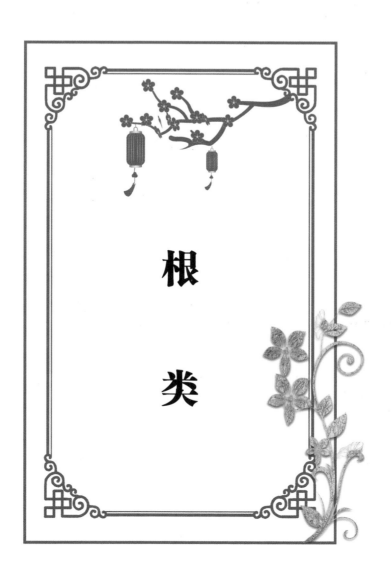

根

类

1. 人参 rén shēn

根如人形，身居东北深山老林；

三桠五叶，习性喜欢背阳向阴。

古籍赞曰：下有人参上有紫气。

功魁群草，大补元气享誉杏林。

栽培人参修整蒸制，经年易存。

棕红色半透明质硬，称为红参。

西洋参原产北美，现引进栽培，

与人参属同性异，主补气养阴。

【来　　源】本品为五加科植物人参的干燥根和根茎。

【植物形态】多年生直立草本。主根肉质，圆柱形或纺锤形。掌状复叶3～6轮生茎顶，小叶3～5，披针形或卵形，边缘具细锯齿。伞形花序顶生，集成圆球状。花小，花萼绿色，钟状，具5齿；花瓣5，淡黄绿色，卵形。浆果状核果扁球形，聚成球形，熟时鲜红色。

【性味归经】甘、微苦，微温。归脾、肺、心、肾经。

【功能主治】大补元气，复脉固脱，补脾益肺，生津养血，安神益智。用于治疗体虚欲脱、肢冷脉微、脾虚食少、肺虚喘咳、津伤口渴、内热消渴、气血亏虚、久病虚羸、惊悸失眠、阳痿宫冷。

【使用注意】不宜与藜芦、五灵脂同用。

【经史摘要】始载于《神农本草经》，列为上品，曰："补五脏，安精神，定魂魄，止惊悸，除邪气，明目，开心益智。久服轻身延年。"《本草纲目》载"高丽人作人参赞云：三桠五叶，背阳向阴。欲来求我，椵（jiǎ）树相寻"，"今所用者皆是辽参"，"治男妇一切虚证"。《礼斗威仪》："下有人参，上有紫气。"《药性赋》："润肺宁心，开脾助胃。"

【古诗选录】

五叶初成椵树阴，紫团峰外即鸡林。名参鬼盖须难见，材似人形不可寻。

——唐·陆龟蒙《奉和袭美谢友人惠人参》

九茎仙草真难得，五叶灵根许惠无。 ——唐·温庭筠《寄周繇求人参》

性温生处喜偏寒，一穗垂如天竺丹。五叶三桠云吉拥，玉茎朱实露甘溥。

地灵物产资阴骘，功著医经注大端。善补补人常受误，名言子产悟宽难。

——清·弘历《咏人参》

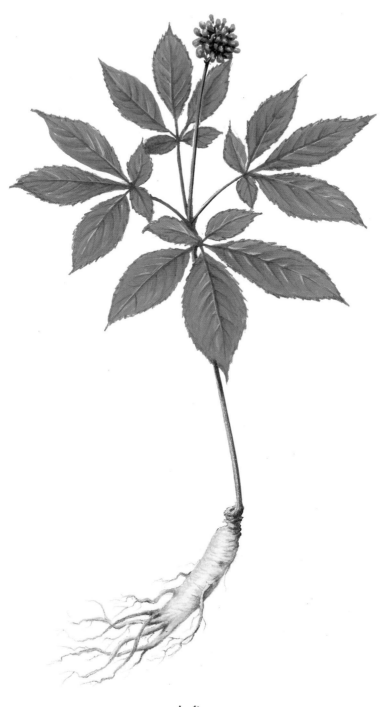

人参

2. 三七 sān qī

以数字命名的中药，真是新奇；

三桠七叶推数，三至七年采集。

外皮青黄，内肉青黑，形如猴头，

采根曝干，味如人参，状若白及。

与人参同科形似，产云南广西；

古开化今文山市，是三七道地。

首载《本草纲目》，神效蜚声海内；

金疮要药，止血如漆，血症可医。

【来　　源】本品为五加科植物三七的干燥根和根茎。

【植物形态】多年生直立草本。主根肉质，纺锤形。茎直立，单一，不分枝。掌状复叶3～6轮生茎顶，小叶常7，膜质，长圆形至倒卵状长圆形，边缘有细锯齿，齿端具小刚毛。伞形花序顶生，花小，基部具鳞片状苞片；花萼5齿裂；花瓣5。核果状浆果近肾形，聚成球状，熟时鲜红色。

【性味归经】甘、微苦，温。归肝、胃经。

【功能主治】散瘀止血，消肿定痛。用于治疗咯血、吐血、衄血、便血、崩漏、外伤出血、胸腹刺痛、跌扑肿痛。

【使用注意】孕妇慎用。

【经史摘要】始载于《本草纲目》，载"生广西南丹诸州番峒深山中，采根暴干，黄黑色。团结者，状略似白及；长者如老干地黄，有节。味微甘而苦，颇似人参之味。或云：试法，以末掺猪血中，血化为水者乃真"，"此药近时始出，南人军中用为金疮要药"。《本草纲目拾遗》："人参三七，外皮青黄，内肉青黑色，名铜皮铁骨。"《本草新编》："三七，最止诸血，外血可遏，内血可禁，崩漏可除……无不神效。"

【古诗选录】

内服浊瘀胥荡涤，外敷肿毒总销沉。人参形似功堪并，甘苦兼温不换金。

——清·朱东樵《本草诗笺》

本名山漆不须疑，屈指何曾有数推。锋镞涂来疮即合，杖笞敷上痛无知。

——清·赵瑾叔《本草诗》

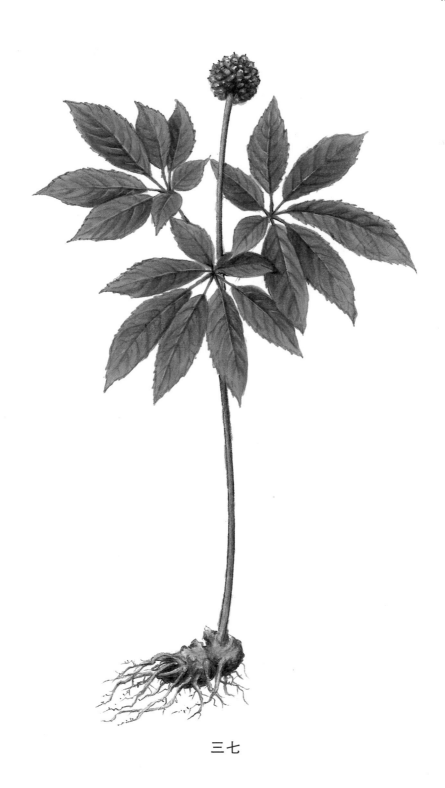

三七

3. 天葵子 tiān kuí zǐ

早春发新叶，似小葵面青背紫；
称紫背天葵，亦称千年老鼠屎。
块根浅易采，林下不争阳光地；
春生夏无踪，只生中原丘陵中。

清御医吴谦，古徽州老家发现；
五味消毒饮，组方载《医宗金鉴》。
药用并非籽实，是黑色小块根；
鼠屎虽名不雅，祛除疗疮效佳。

【来　　源】本品为毛茛科植物天葵的干燥块根。

【植物形态】多年生小草本。块根外皮棕黑色，内白色。基生叶为三出复叶，叶片轮廓卵圆形或肾形，小叶片圆齿状缺刻裂，下面常带紫色；茎生叶较小，互生，叶柄较短。单歧或二歧聚伞花序，花梗被白色细柔毛；苞片、小苞片叶状，3裂或不裂；花小，两性；萼片花瓣状，白色；花瓣5，淡黄色。蓇葖果表面具横向脉纹，先端有小细喙。

【性味归经】甘、苦，寒。归肝、胃经。

【功能主治】清热解毒，消肿散结。用于治疗痈肿疔疮、乳痈、瘰疬、蛇虫咬伤。

【经史摘要】始载于《医宗金鉴》，载方五味消毒饮（金银花、野菊花、蒲公英、紫花地丁、紫背天葵子），专治疔疮。天葵之名，见于《本草图经》。《百草镜》："二月发苗，叶如三角酸，向阴者紫背为佳。其根如鼠屎，外黑内白。"《植物名实图考》："天葵，一名夏无踪。初生一茎一叶，大如钱，颇似三叶酸，微大，面绿背紫，茎细如丝，根似半夏而小，春时抽生分枝，极柔，一枝三叶，一枝三叉，翩反下垂。梢间开小白花，立夏即枯。"

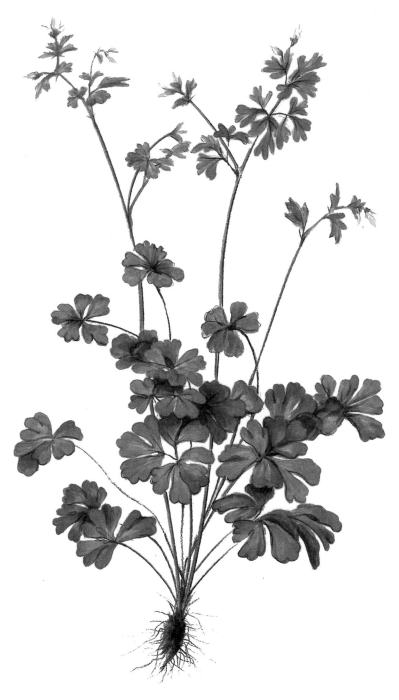

天葵

4. 木香 mù xiāng

原产印度，广州进口称广木香。

引种栽培，云木香产云南丽江。

木香香能通气，功效和合五脏；

治邪气辟毒疫，调和诸气效强。

老根中央往往腐朽，呈海绵痕；

其香气浓郁，煎煮时满屋香闻。

有青木香，是中药马兜铃的根；

一字之差，来源效用有别勿混。

【来　　源】本品为菊科植物木香的干燥根。原产于印度，从广州进口，习称"广木香"。现栽培于云南、四川等地，又称"云木香"。

【植物形态】多年生高大草本。茎被有稀疏短柔毛，基生叶大型，具长柄，叶片三角状卵形或长三角形，基部心形，下延直达叶柄基部或不规则分裂的翅状，叶缘呈不规则浅裂或波状，叶两面被短毛；茎生叶较小，叶基翼状，下延抱茎。头状花序常2～3，丛生于花茎顶端；总苞片多层，三角状披针形，外层较短，先端尖如刺；花管状，暗紫色。瘦果线形。

【性味归经】辛、苦，温。归脾、胃、大肠、三焦、胆经。

【功能主治】行气止痛，健脾消食。用于治疗胸胁、脘腹胀痛、泻痢后重、食积不消、不思饮食。

【经史摘要】始载于《神农本草经》，列为上品。《本草经考注》："以其根似木，曰木蜜。以其有香，曰蜜香。"《本草纲目》载"今惟广州舶上来，他无所出"，"以其形如枯骨，味苦粘牙者为良"，"木香乃三焦气分之药，能升降诸气"，"木香，草类也。本名蜜香，因其香气如蜜也"。《药性赋》："理乎气滞。"

【古诗选录】

紫皇宝辂张珠幰，玉女熏笼覆绣衾。万紫千红休巧笑，人间春色在檀心。

——宋·张耒《木香》

广州争把木香夸，别种蔷薇莫认差。理气但教生锉用，实肠更得熟煨加。

——清·赵瑾叔《本草诗》

木香降气以平肝，郁则开而中则宽。生用如前熟止泻，血枯肺热疑顾还。

——清·张望《古今医诗》

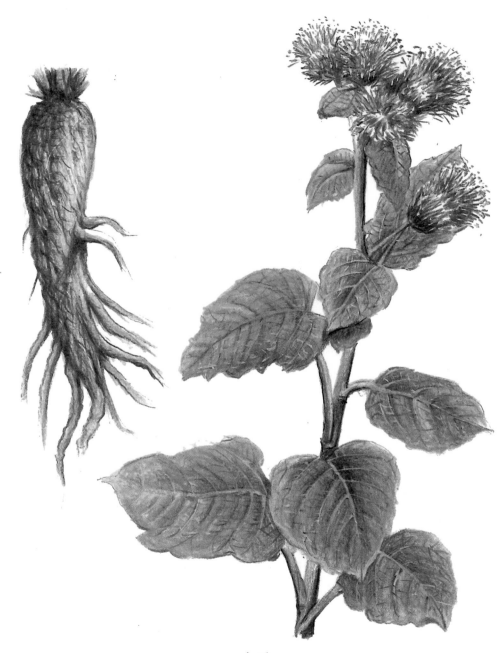

木香

5. 太子参 tài zǐ shēn

古药用太子参，为人参之细小；
取太子参之名，实是参客取巧。
近代用太子参，异叶假繁缕根；
具有益气生津，健脾润肺功效。

野生苗小根细，入夏枯萎难觅；
不同生境产地，性状各有差异。
现今安徽福建，成功规模栽培；
也作保健原料，开发利用受益。

【来　　源】本品为石竹科植物异叶假繁缕（孩儿参）的干燥块根。

【植物形态】多年生小草本。块根肉质纺锤形，四周疏生须根。茎单一，方形，节明显膨大，光滑无毛。单叶对生，4～5 对，通常顶部密接成 4 叶轮生状，长卵形或卵状披针形，基部狭窄成柄。花二型，萼片 4，背面紫色，边缘白色而呈薄膜质；花瓣 5，白色。蒴果近球形。

【性味归经】甘、微苦，平。归脾、肺经。

【功能主治】益气健脾，生津润肺。用于治疗脾虚体倦、食欲不振、病后虚弱、气阴不足、自汗口渴、肺燥干咳。

【经史摘要】太子参之名始见于清代吴仪洛的《本草从新》一书，曰："其虽甚细如参条，短紧坚实而有芦纹，其力不下大参。"《本草纲目拾遗》载："《百草镜》云太子参即辽参之小者，非别种也，乃苏州参行从参包中拣出短小者，名此以售客。味甘苦，功同辽参。"

【古诗选录】

十年归梦寄西风，此去真为田舍翁。剩觅蜀冈新井水，要携乡味过江东。

——宋·苏轼《归宜兴留题竹西寺》

编者注：古时所用太子参均指五加科人参之小者。现用太子参是石竹科异叶假繁缕的根，原本是民间草药，1936 年，王一仁的《饮片新参》初有记录，称为孩儿参，随后"孩儿"与"太子"相混，成为太子参。异叶假繁缕现已被《中华人民共和国药典》（2020 年版）收载。

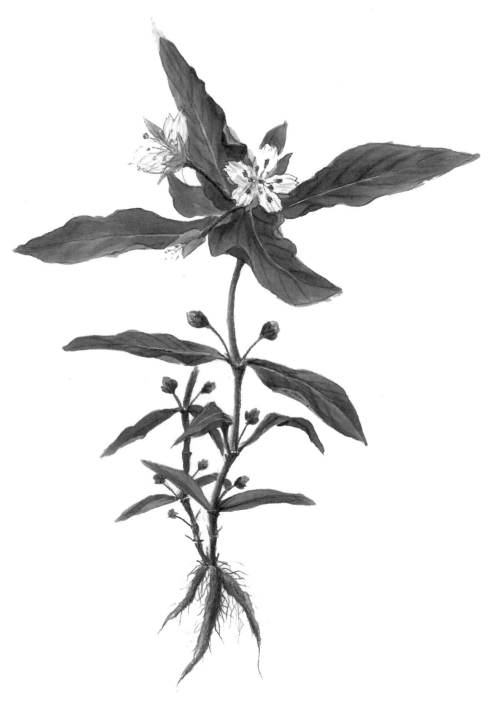

异叶假繁缕（孩儿参）

6. 牛膝 niú xī

茎呈四棱，节膨大如牛之膝；
花苞花被干膜质，钩刺密集。
怀植者花集成穗，根粗直长；
川植者花序如球，根微黑细。

牛膝与川牛膝，药典①分条各叙；
同具逐瘀通经、利尿通淋功力。
怀者宜通水道，川者宜固精气；
土牛膝野生处处有，不堪食医。

【来　　源】本品为苋科植物牛膝的干燥根。河南产的怀牛膝为道地药材。

【植物形态】多年生草本。根圆柱形，土黄色。茎四棱，分枝对生，节膨大，被白色柔毛。单叶对生，膜质，椭圆形或椭圆状披针形，两面被柔毛。穗状花序顶生或腋生；苞片宽卵形；小苞片刺状，先端弯曲；花被片披针形；花多数，密生。胞果长圆形，黄褐色，光滑。

【性味归经】苦、甘、酸，平。归肝、肾经。

【功能主治】逐瘀通经，补肝肾，强筋骨，利尿通淋，引血下行。用于治疗经闭、经痛、腰膝酸痛、筋骨无力、淋证、水肿、头痛、眩晕、牙痛、口疮、吐血、衄血。

【使用注意】孕妇慎用。

【经史摘要】始载于《神农本草经》，列为上品，一名百倍。《本草纲目》载"其茎有节，似牛膝，故以为名"，"其苗方茎暴节，叶皆对生，颇似苋叶而长且尖艄"，"牛膝处处有之，谓土牛膝，不堪服食"。《本经逢原》："怀产者长而无旁须，水道滞涩者宜之。川产者细而微黑，精气不固者宜之。"《药性赋》："强足补精，兼疗腰痛。"

【古诗选录】

牛膝应须用酒蒸，通天柱杖有人称。益将精髓筋能壮，解却拘挛湿不凝。
利便管教经亦至，堕胎还使血俱崩。　　　　——清·赵瑾叔《本草诗》

膝以形似，本赤茎方。枝枝相对，叶叶相当。
四肢美畅，百倍坚强。功资注下，合散扶伤。

——清·叶志诜《神农本草经赞》

----

①药典：指《中华人民共和国药典》（2020 年版）。

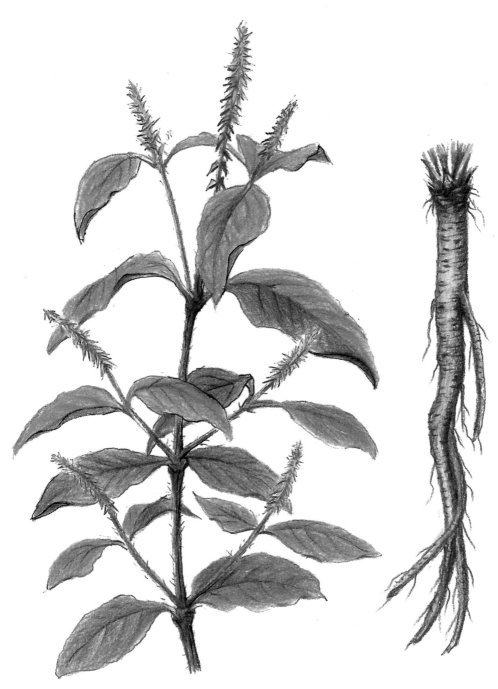

牛膝

7. 丹参 dān shēn

丹参顾名思义，传递三条信息：
丹为红色，药用根，与参类益。
味苦色赤，入心经血分治妇病；
与近百中成药组方，活血通经。

它对气候地理选择，很是挑剔；
适亚热带北，江淮鲁豫丘陵地。
生态环境不合，导致质量差异；
条粗色紫红为佳，藜芦不与宜。

【来　　源】本品为唇形科植物丹参的干燥根和根茎。

【植物形态】多年生草本。全株密被长柔毛。茎四棱，叶对生，奇数羽状复叶，顶端小叶最大；小叶片卵圆形至宽卵圆形，边缘具圆锯齿，两面密被白色柔毛。轮伞花序集成顶生或腋生的总状花序；苞片披针形；花冠二唇形，蓝紫色，下唇较上唇短，先端3裂；小坚果长圆形，熟时黑色，萼片宿存。

【性味归经】苦，微寒。归心、肝经。

【功能主治】活血祛瘀，通经止痛，清心除烦，凉血消痈。用于治疗胸痹心痛、脘腹胁痛、癥瘕积聚、热痹疼痛、心烦不眠、月经不调、痛经闭经、疮疡肿痛。

【使用注意】不宜与藜芦同用。

【经史摘要】始载于《神农本草经》，列为上品，一名郄（xì）蝉草。《本草图经》："茎干方棱，青色。叶生相对，如薄荷而有毛，三月开花，红紫色，似苏花，根赤。"《本草纲目》载"处处山中有之。一枝五叶，叶如野苏而尖，青色皱毛。小花成穗如蛾形，中有细子。其根皮丹而肉紫"，"丹参色赤味苦，气平而降，阴中之阳也"，"活血，通心包络，治疝痛"。《日华子本草》："养神定志，通利关脉。"

【古诗选录】

丹参味苦气微凉，色合心包君主乡。血证一味方四物，未免补短而行长。

——清·张望《古今医诗》

赤参色合丙丁奇，独入心家听指挥。胎任死生俱有赖，血随新旧总堪依。
排脓止痛功偏速，长肉生肌效可期。一味古称同四物，妊娠无故不相宜。

——清·赵瑾叔《本草诗》

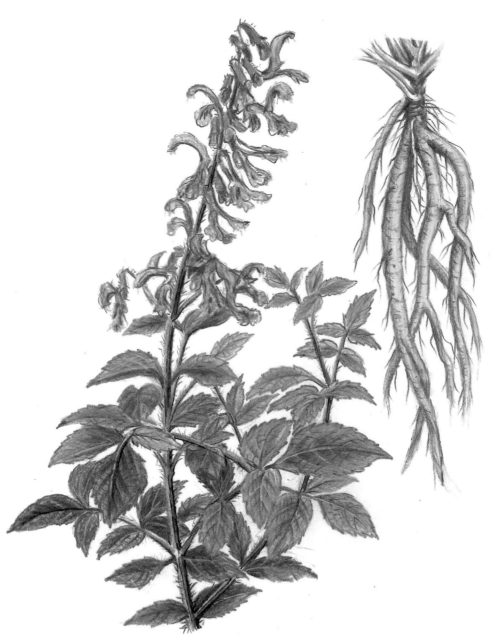

丹参

8. 巴戟天 bā jǐ tiān

药凡巴蜀字头，古时均产四川；
隆冬不凋藤灌，戟天向上攀缘。
茎有细纵条棱，叶片长形椭圆；
肉质根念珠状，紫红形如鸡肠。

此药非凡，乾隆皇帝作滋补品；
濒危物种，世界自然保护红名。
主阳痿少腹冷痛，治小便不禁；
味辛气温补肾阳，祛风壮骨筋。

【来　　源】本品为茜草科植物巴戟天的干燥根。

【植物形态】藤本。肉质根呈念珠状。茎有细纵条棱。叶对生，叶片长椭圆形，全缘，上面深绿色或带紫色；托叶膜质，鞘状。头状花序，花生于小枝顶端或排成伞形花序；花冠白色，肉质。核果近球形，熟时红色。

【性味归经】甘、辛，微温。归肾、肝经。

【功能主治】补肾阳，强筋骨，祛风湿。用于治疗阳痿遗精、宫冷不孕、月经不调、少腹冷痛、风湿痹痛、筋骨痿软。

【经史摘要】始载于《神农本草经》，列为上品，曰："大风邪气，阴痿不起，强筋骨，安五脏，补中增志益气。"《本草纲目》载"叶似茗，经冬不枯，根如连珠，宿根青色，嫩根白紫，用之亦同，以连珠多肉厚者为胜"，"今江淮、河东州郡亦有，但不及蜀川者佳"，"肾经血分药也"。《本草经疏》："补助元阳，而兼散邪，况真元得补，邪安所留，此所以愈大风邪气也。"《本草求真》："气味辛温，又能祛风除湿。"《药性赋》："治阴疝白浊，补肾尤滋。"

【古诗选录】

巴戟连珠出蜀中，不凋三蔓草偏丰。煮和黑豆颜堪借，恶共丹参惜不同。
治气疝巅俱伏小，固精阳事独称雄。劳伤虚损宜加用，上下还驱一切风。

——清·赵瑾叔《本草诗》

巴戟天生巴郡间，劈开紫带微白糁。强阴健骨益人精，小腹牵阴痛即减。
缓醪浸急易温汤，待软去心才用敢。

——清·张望《古今医诗》

森森戟列，巴峡蜀天。连珠的皪，三蔓葱芊。

——清·叶志诜《神农本草经赞》

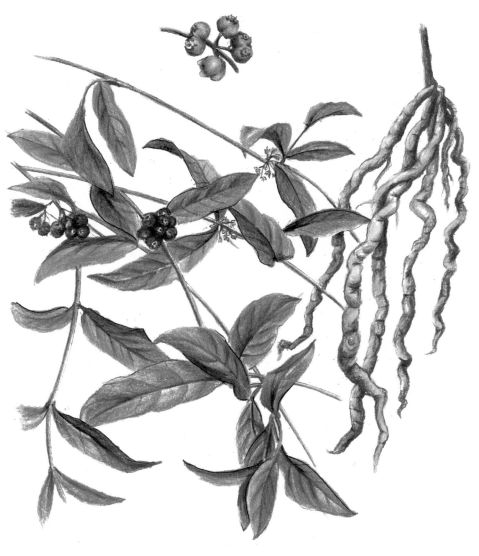

巴戟天

9. 甘草 gān cǎo

《尔雅》辞书早记，班固国老皤皤。

甘草名符甘美，味甘其性平和。

扎根干旱草原，钙质沙地河岸；

分布东北西北华北，盐渍荒漠。

善调和诸药，性适寒温称良相；

具元老之功，协和群品誉国老。

十方九配草，普治百邪得王道；

中宫补脾胃，益气复脉炙用好。

【来　　源】本品为豆科植物甘草、胀果甘草或光果甘草干燥根和根茎。

【植物形态】甘草，多年生草本。根及根茎粗壮，具甜味。茎木质化，有白色短毛和刺毛状腺体。奇数羽状复叶互生；小叶卵形或宽卵形，两面均有短毛。总状花序腋生，花密集，花萼钟状，具5齿；花冠蓝紫色，旗瓣、龙骨瓣均有爪。荚果条形，呈镰刀状或环状弯曲。

【性味归经】甘，平。归心、肺、脾、胃经。

【功能主治】补脾益气，清热解毒，祛痰止咳，缓急止痛，调和诸药。用于治疗脾胃虚弱，倦怠乏力，心悸气短，咳嗽痰多，脘腹、四肢挛急疼痛，痈肿疮毒，缓解药物毒性、烈性。

【使用注意】不宜与海藻、京大戟、红大戟、甘遂、芫花同用。

【经史摘要】始载于《神农本草经》，列为上品。《本草纲目》草部药品载列条首，载"此草最为众药之主，经方少不用者，犹如香中有沉香也"，"调和众药有功，故有国老之号"，"协和群品，有元老之功，普治百邪，得王道之化"，"可谓药中之良相也"。《药性赋》："和诸药而解百毒。"

【古诗选录】

采苓①采苓，首阳之巅。　　　　　　　　——先秦《诗经·采苓》

皤皤国老，乃父乃兄。　　　　　　　——汉·班固《辟雍诗》

药中称国老，我懒岂能医。　　——宋·梅尧臣《司马君实遗甘草杖》

九土精英色正黄，药中甘草入诸方。　　　——清·赵瑾叔《本草诗》

春仲秋仲，蠲吉除痾。名符甘美，义致中和。

草木芜秽，乳石偏颇。虽固必解，国老皤皤。

　　　　　　　　　　　　　　——清·叶志诜《神农本草经赞》

①苓：指甘草。

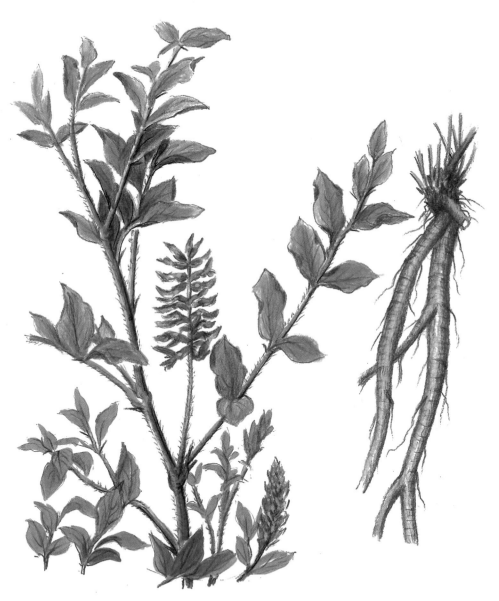

甘草

10. 白头翁 bái tóu wēng

多年生草本，长柔毛白色密生；
基叶片深裂，蓝紫花萼片两轮。
瘦果顶端披羽如球，皤然老翁；
根头纤梢宛如衰鬓，状物取名。

传唐朝杜甫困顿时，用它治病。
微芳相诮、宛如衰鬓，李白诗云。
苦寒清热解毒，功效凉血止痢；
现代药理研究，抑抗多种病菌。

【来　　源】本品为毛茛科植物白头翁的干燥根。

【植物形态】多年生草本。全株密被长柔毛。基生叶 4～5，叶片宽卵形，3 全裂，中央全裂片有柄，宽卵形，3 深裂，全缘或有齿，侧裂片不等，2 浅裂。花葶 1～2；苞片 3，基部合生，裂片条形，外面密被长柔毛；花两性，单朵；萼片 6，两轮，长圆状卵形，蓝紫色，外面密被柔毛；花瓣无。瘦果顶部有羽毛状宿存花柱。

【性味归经】苦，寒。归胃、大肠经。

【功能主治】清热解毒，凉血止痢。用于治疗热毒血痢、阴痒带下。

【经史摘要】始载于《神农本草经》，列为下品，一名野丈人，一名胡王使者。《本草纲目》载"近根处有白茸，状似白头老翁，故以为名"，"其叶似芍药而大，抽一茎，茎头一花，紫色，似木槿花"，"根紫色，深如蔓菁"。《药性论》："止腹痛及赤毒痢。"《本草汇言》："凉血，消瘀。"

【古诗选录】

醉入田家去，行歌荒野中。如何青草里，亦有白头翁。
折取对明镜，宛将衰鬓同。微芳似相诮，留恨向东风。
——唐·李白《见野草中有名白头翁者》

疏蔓短于蓬，卑栖怯晚风。只缘头白早，无处入芳丛。
——明·张昱《白头翁》

白毛披向野田中，一望皤然似老翁。管取积瘕消隐隐，莫愁热痢下匆匆。
脓疮可令头无秃，阴痛从教气便通。坚肾急投纯苦剂，世医善用亦多功。
——清·赵瑾叔《本草诗》

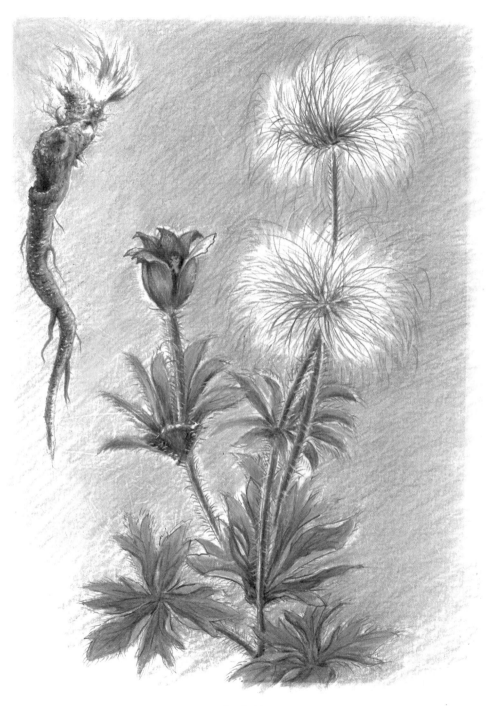

白头翁

11. 地黄 dì huáng

> 我国栽培药用，传承已近千年；
> 历代本草经典，褒评详述在篇。
> 三千年前周朝，奉献帝王贡品；
> 西汉海昏侯墓，藏于漆盒其间。
>
> 传统大宗药材，怀庆地黄为上；
> 冠名鲜生熟炭，依性入药方汤。
> 性平微温，熟地黄补血疗虚损；
> 味甘性寒，生地黄宣血医眼疮。

【来　　源】本品为玄参科植物地黄的新鲜或干燥块根。

【植物形态】多年生草本。全株被灰白色长柔毛及腺毛。茎四棱，单一或基部分成数枝。叶对生，基生叶成丛，叶片倒卵状披针形，边缘有不整齐锯齿；茎生叶较小。花于茎顶集成总状花序；花萼钟状，先端5裂，多被长柔毛；花冠宽筒状，有明显紫纹，先端5浅裂，略呈二唇形。蒴果卵形或长卵形，先端尖。

【性味归经】鲜地黄：甘、苦，寒。归心、肝、肾经。生地黄：甘，寒。归心、肝、肾经。

【功能主治】鲜地黄：清热生津，凉血，止血。用于治疗热病伤阴、舌绛烦渴、温毒发斑、吐血、衄血、咽喉肿痛。生地黄：清热凉血，养阴生津。用于治疗热入营血、温毒发斑、吐血衄血、热病伤阴、舌绛烦渴、津伤便秘、阴虚发热、骨蒸劳热、内热消渴。

【经史摘要】始载于《神农本草经》，名干地黄，列为上品，一名地髓。《抱朴子》："楚文子服地黄八年，夜视有光。"《本草纲目》载"根如人手指，通黄色，粗细长短不常"，"今人惟以怀庆地黄为上"。《药性赋》："熟地黄补血，且疗虚损；生地黄宣血，更医眼疮。"

【古诗选录】

岁晏无口食，田中采地黄。　　　　　　　　——唐·白居易《采地黄者》

愿饷内热子，一洗胸中尘。　　　　　　　　——宋·苏轼《小圃五咏》

生地去瘀血生新，血主濡之二便遵。　　　　——清·张望《古今医诗》

地黄气禀仲冬行，怀庆携来大有名。温可养荣宜用熟，寒能凉血只宜生。

　　　　　　　　　　　　　　　　　　　　——清·赵瑾叔《本草诗》

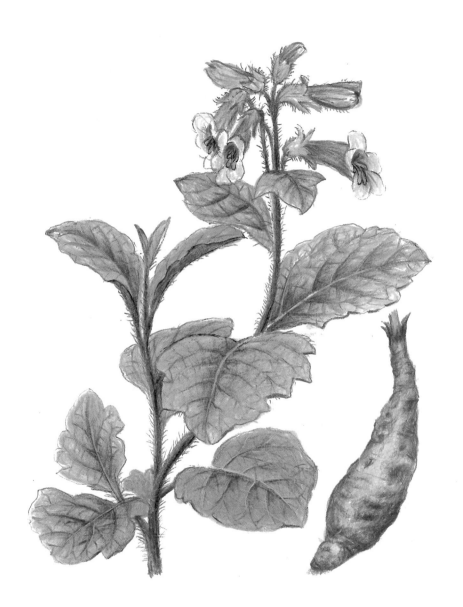

地黄

12. 当归 dāng guī

号血中圣药，使气血各有所归；
备妇人效急，有思夫之意故名。
胜者头圆尾多，色紫气香肥润；
古称山蕲，野生甘陕高山丛林。

采根后勿水洗，稍干软后搓揉；
捆成小把，微火慢炕受热均匀；
堆放发汗，使回软再炕至足干。
归头归身归尾全归，古方分清。

【来　　源】本品为伞形科植物当归的干燥根。

【植物形态】多年生草本。根圆柱状，有浓郁香气。茎直立，带紫色，有纵深沟纹。二至三回奇数羽状复叶；叶柄基部膨大成膜质叶鞘；小叶片 3 对，近顶端 1 对无柄，末回裂片卵形或卵状披针形，2～3 浅裂，边缘有缺刻状锯齿。复伞形花序顶生，小总苞片 2～4，萼齿 5，卵形；花瓣长卵形。果实椭圆形至卵形。

【性味归经】甘、辛，温。归肝、心、脾经。

【功能主治】补血活血，调经止痛，润肠通便。用于治疗血虚萎黄、眩晕心悸、月经不调、经闭痛经、虚寒腹痛、风湿痹痛、跌扑损伤、痈疽疮疡、肠燥便秘。

【经史摘要】始载于《神农本草经》，列为中品，一名干归。早记于《尔雅》，名薜、山蕲。《本草纲目》载"能使气血各有所归，恐当归之名必此出也"，"当归调血为女人要药，有思夫之意，故有当归之名"，"以秦归头圆、尾多、色紫、气香、肥润者名马尾归，最胜他处"，"人身法象天地，则治上当用头，治中当用身，治下当用尾，通治则全用"，"可以补虚，备产后要药也"。《本草正》："诚血中之气药，亦血中之圣药也。"《药性赋》："补虚而养血。"

【古诗选录】

声名少日畏人知，老去行藏与愿违。山草旧曾呼远志，故人今又寄当归。
　　　　　　——宋·辛弃疾《瑞鹧鸪·京口病中起登连沧观偶成》
安石困应存远志，姜维那遽觅当归。　　　　——宋·葛胜仲《幽居书怀》
治血当归一物精，去瘀还可令新生。　　　　　——清·赵瑾叔《本草诗》
当归辛温去旧血，生血舒筋疗肢节。痛止脓排善滑肠，吐血须将醋炒啜。
　　　　　　　　　　　　　　　　　　——清·张望《古今医诗》

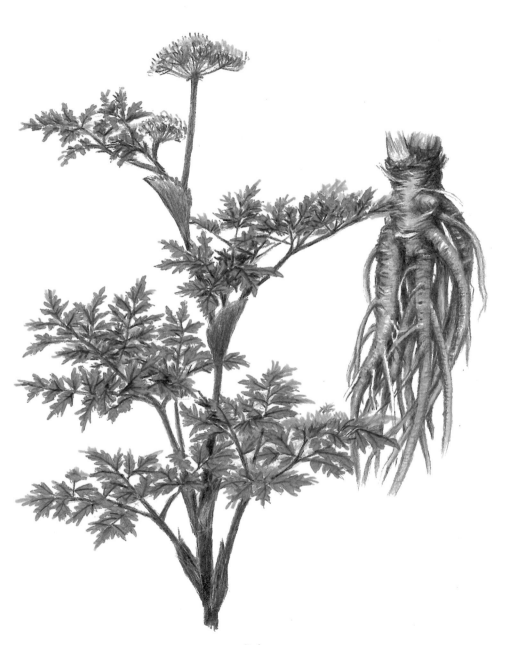

当归

13. 防风 fáng fēng

伞形科防风属多种植物的根，
根头部有褐色叶柄纤基残存；
关防风节坚如蚯蚓头者为胜，
分布于黑龙江吉林辽宁各省。

防者御也，其功疗风最要故名；
号称风药中之润剂，随其所引。
辛温解表荆苏同行，升发能散；
治外感风寒或风湿，和缓药性。

【来　　源】本品为伞形科植物防风的干燥根。

【植物形态】多年生草本。茎单生，二岐分枝，有细棱，基生叶丛生，叶柄基部有宽叶鞘，稍抱茎；叶片卵形或长圆形，二至三回羽状分裂，顶生叶简化，有宽叶鞘。复伞形花序生于茎顶；小总苞片线形或披针形；萼齿三角状卵形；花瓣倒卵形，白色。双悬果狭圆形或椭圆形。

【性味归经】辛、甘，微温。归膀胱、肝、脾经。

【功能主治】祛风解表，胜湿止痛，止痉。用于治疗感冒头痛、风湿痹痛、风疹瘙痒、破伤风。

【经史摘要】始载于《神农本草经》，列为上品，一名铜芸。《本草纲目》载"惟以实而脂润，头节坚如蚯蚓头者为好"，"防者，御也，其功疗风最要，故名"，"二月采嫩苗作菜，辛甘而香，呼为珊瑚菜"，"防风治一身尽痛，乃卒伍卑贱之职，随所引而至，乃风药中润剂也。若补脾胃，非此引用不能行"。《日华子本草》："治三十六般风。"《药性赋》："防风祛风。"

【古诗选录】

短帽簪花舞道傍，年垂八十尚清狂。茸茸胎发朝盈栉，炯炯神光夕照梁。

——宋·陆游《醉舞》

防风润剂温而辛，风游头面痹其身。眼赤泪多而已矣，肺虚有汗戒书绅。

——清·张望《古今医诗》

铜芸茴草锦屏新，防御风邪气味辛。赤肿不愁昏满目，拘挛何虑痹周身。
黄芪共理功偏大，荆芥同行意便亲。卒伍虽居卑贱职，各随经引尽称神。

——清·赵瑾叔《本草诗》

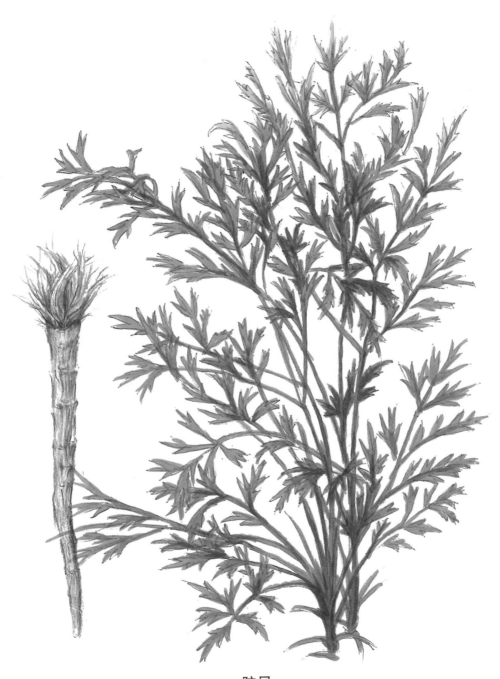

防风

14. 麦冬 mài dōng

麦冬天冬，须根中部纺锤膨大；
地上植株有差别，都凌冬不凋。
麦冬叶大，基丛如韭，块根较小；
天冬叶小，簇生枝状，块根长条。

天冬麦冬，养阴护肺润燥生津；
相须为用，滋肾润肺益水清金。
天冬归肺肾经，复走足少阴肾；
麦冬心肺胃经，兼行手少阴心。

【来　　源】本品为百合科植物麦冬的干燥块根。

【植物形态】多年生草本，须根具中部膨大成纺锤形的块根。叶丛生，革质，条形，叶柄基部有膜质鞘。花茎直立，有花多数，集成顶生的总状花序；花被淡紫色或浅蓝色，长圆形或披针形。浆果球形，熟时蓝黑色。

【性味归经】甘、微苦，微寒。归心、肺、胃经。

【功能主治】养阴生津，润肺清心。用于治疗肺燥干咳、阴虚痨嗽、喉痹咽痛、津伤口渴、内热消渴、心烦失眠、肠燥便秘。

【经史摘要】始载于《神农本草经》，名麦门冬，列为上品。《药品化义》始名麦冬。《本草图经》："叶青似莎草，长及尺余，四季不凋，根黄白色，有须根，作连珠形，似矿麦颗，故名麦门冬。"《本草纲目》："麦须曰虋（mén），此草根似麦而有须，其叶如韭，凌冬不凋。"《药性论》："治热毒，止烦渴。主大水面目肢节浮肿，下水。治肺痿吐脓，主泄精。"《本草蒙筌》："麦门冬兼行手少阴心，每每清心降火，使肺不犯于贼邪，故止咳立效；天门冬复走足少阴肾，屡屡滋阴助元，令肺得全其母气，故消痰殊功。"

【古诗选录】

一枕清风直万钱，无人肯买北窗眠。开心暖胃门冬饮，知是东坡手自煎。

——宋·苏轼《睡起闻米元章冒热到东园送麦门冬饮子》

天冬更有麦冬灵，追仗安神嗽自宁。投药须教心悉去，食鱼偏忌鲫多腥。
除烦力可清心气，止渴功能入肺经。正苦炎蒸降盛暑，秋风何幸到园亭。

——清·赵瑾叔《本草诗》

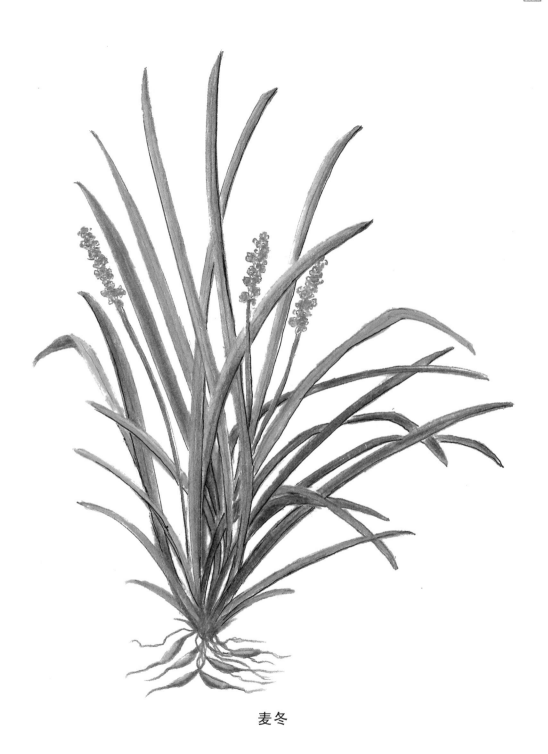

麦冬

15. 远志 yuǎn zhì

《尔雅》注似麻黄，赤华叶锐而黄。

本经[①]列为上品，久服轻身不老。

益智强志谓之远志，亦名小草；

具有交通心肾，祛痰消肿功效。

药用其根，苗有大小叶之分；

文人政客，常作为礼品馈赠。

传姜维寄母远志，喻志决远；

母见物知儿志向，领心会神。

【来　　源】本品为远志科植物远志或卵叶远志（大叶）的干燥根。

【植物形态】远志，多年生草本。茎多数丛生，上部多分枝。单叶互生，叶片线形。总状花序生于茎顶；萼片5，其中2枚呈花瓣状，绿白色；花瓣3，淡紫色，其中1枚较大，呈龙骨瓣状，先端着生流苏状附属物。蒴果扁平，圆状倒心形。

【性味归经】苦、辛，温。归心、肾、肺经。

【功能主治】安神益智，交通心肾，祛痰，消肿。用于治疗心肾不交引起的失眠多梦、健忘惊悸、神志恍惚、咳痰不爽，疮疡肿毒，乳房肿痛。

【经史摘要】始载于《神农本草经》，列为上品，叶名小草，一名棘菀，一名葽绕，一名细草，曰："主咳逆伤中，补不足，除邪气，利九窍，益智慧，耳目聪明，不忘，强志，倍力。"《荀子》："人主必有足使喻志决疑于远方者，然后可。"《世说》："郝隆答桓公：处则为远志，出则为小草。"《本草纲目》载"似麻黄，赤华，叶锐而黄，其上谓之小草"，"远志有大叶、小叶二种"，"肾经气分药也"。《药性赋》："俱有宁心之妙。"

【古诗选录】

九边烂熟等雕虫，远志真看小草同。　　　　——清·龚自珍《己亥杂诗》

远志多将小草充，谁知出处不相同。梦遗精浊中堪主，毒发癣疽外可宗。

益智自能开耳目，安神端好镇怔忡。　　　　——清·赵瑾叔《本草诗》

远志苦温原入肾，强志益精医善忘。肾精不足志气衰，不上通心故迷茫。

　　　　　　　　　　　　　　　　　　　　——清·张望《古今医诗》

---

①本经：指《神农本草经》。

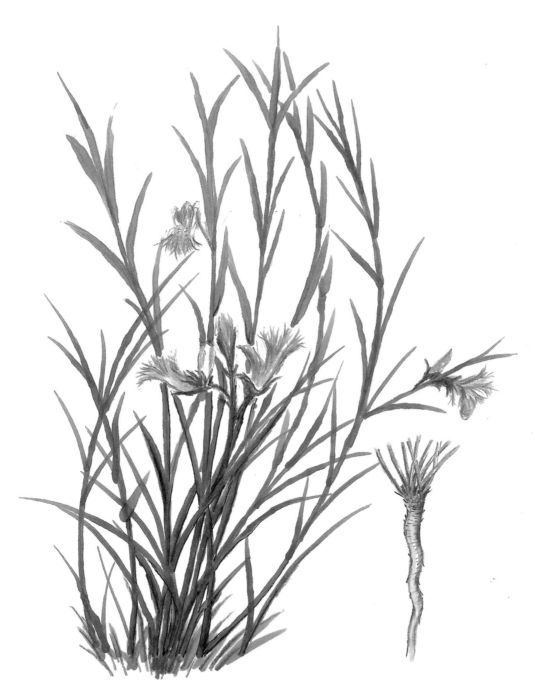

远志

16. 赤芍 chì sháo

常伴牡丹左右，被贬为花之奴；
芍药与牡丹，近亲缘同科同属。
药用野生赤根，不去皮称赤芍；
栽培根去皮为白芍，水红肥硕。

赤芍白芍主治类同，都可止痛。
赤芍破血而疗腹痛，烦热亦解。
白芍断面显菊花心，呈放射状。
功效补虚而生新血，温热尤良。

【来　　源】本品为毛茛科植物芍药或川赤芍的干燥根。

【植物形态】芍药，多年生草本。茎直立，上部分枝，基部有膜质鳞片。叶互生；茎下部叶为二回三出复叶，上部叶为三出复叶；小叶狭卵形、椭圆形或披针形，边缘具细齿。花两性，数朵生于茎顶和叶腋；苞片4～5，披针形；萼片4，绿色，宿存；花瓣倒卵形，栽培品花瓣各色并且重瓣。蓇葖果卵形，顶端具喙。

【性味归经】苦，微寒。归肝经。

【功能主治】清热凉血，散瘀止痛。用于治疗热入营血、温毒发斑、吐血衄血、目赤肿痛、肝郁胁痛、闭经痛经、癥瘕腹痛、跌扑损伤、痈肿疮疡。

【使用注意】不宜与藜芦同用。

【经史摘要】始载于《神农本草经》，名芍药，列为中品，一名将离。《药品化义》始名赤芍。《本草纲目》载"今出白山、蒋山、茅山最好，白而长尺许。余处亦有而多赤，赤者小利"，"入药宜单叶之根，气味全厚。根之赤白，随花之色也"，"白芍药益脾，能于土中泻木，赤芍药散邪，能行血中之滞"。

【古诗选录】

仙禁生红药，微芳不自持。

——唐·张九龄《苏侍郎紫薇庭各赋一物得芍药》

倚竹佳人翠袖长，天寒犹著薄罗裳。　　——宋·苏轼《赵昌四季芍药》

多伦奇草赤芍香，守望滦京晓梦长。千古清幽身似玉，一生淡雅自芬芳。

——元·杨允孚《滦京杂咏》

花容婳约产维阳，相谑尤堪赠女娘。肺部气虚还自敛，肝经血热悉皆凉。

——清·赵瑾叔《本草诗》

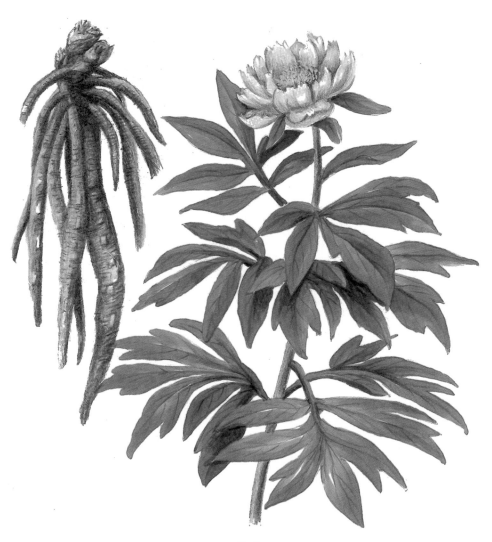

芍药

17. 苍术 cāng zhú

苍术白术是同属植物连续体，

随着海拔变化，形态逐步分化；

苍术低海拔小，白术高海拔大；

分来分去难分开，原本是一家。

古时不分苍术白术，处方称术；

茅山色苍，乃名苍术，山精绝谷。

白术长于补脾气，能止汗安胎；

苍术可燥湿健脾，祛风化湿浊。

【来　　源】本品为菊科植物茅苍术或北苍术的干燥根茎。

【植物形态】茅苍术，多年生草本。根状茎横走，结节状。叶互生，革质，卵状披针形至椭圆形，边缘有刺状锯齿或重刺齿。头状花序顶生，叶状苞片1，羽状深裂，裂片刺状；花两性或单性，多异株；两性花有羽状冠毛；单性花多为雌花；花冠筒状，白色或带红色；瘦果倒卵圆形，被黄白色柔毛。

【性味归经】辛、苦，温。归脾、胃、肝经。

【功能主治】燥湿健脾，祛风散寒，明目。用于治疗湿阻中焦、脘腹胀满、泄泻、水肿、脚气痿躄、风湿痹痛、风寒感冒、夜盲、眼目昏涩。

【经史摘要】始载于《神农本草经》，名术，列为上品，一名山蓟。《本草衍义》始名苍术。《淮南子》："术草者，山之精，服之令人长生绝谷。"《本草蒙筌》："又种色苍，出茅山，乃名苍术。"《本草纲目》载"白术叶大有毛而作桠……赤术叶细无桠"，"其叶抱茎而生，梢间叶似棠梨叶，其脚下叶有三五叉，皆有锯齿小刺。根如老姜之状，苍黑色，肉白有油膏"。《药性赋》："治目盲，燥脾去湿宜用。"

【古诗选录】

苍术湿家之指南，辛温快气剧消痰。发汗解郁真彼事，驱除恶疾珍山岚。

——清·张望《古今医诗》

茅山苍术性芬芳，能健脾阴发胃阳。

——清·赵瑾叔《本草诗》

子欲绝谷，当服山精。紫花标色，绿叶抽萌。

朝烟夜火，悟拙激清。余香满室，空甑尘生。

——清·叶志诜《神农本草经赞》

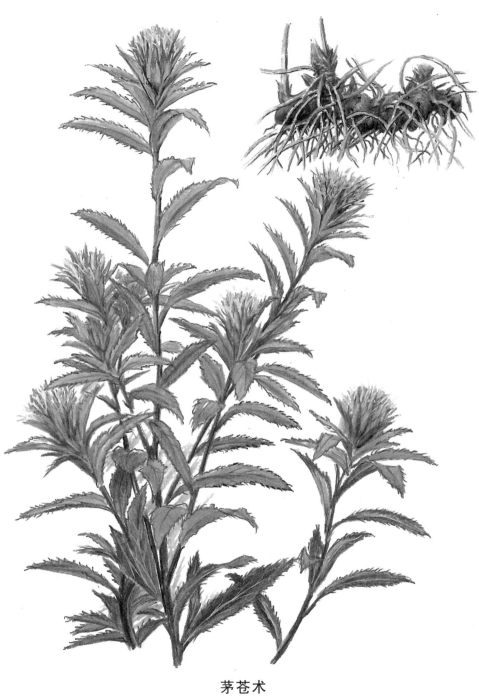

茅苍术

18. 牡丹皮 mǔ dān pí

称国色天香，谓魏紫姚黄；
是富贵名花，尊花中之王。
木本为牡丹，草本是芍药；
亲缘本相近，药用单瓣良。

根去皮粉红色，药称丹皮；
含丹皮酚，是其有效机理。
清热凉血，用于活血化瘀；
名花良药，不是自我吹嘘。

【来　　源】本品为毛茛科植物牡丹的干燥根皮。

【植物形态】落叶小灌木。二回三出复叶或二回羽状复叶互生；近枝顶的叶为3小叶，顶生小叶常深3裂，裂片浅裂或不裂，侧生小叶狭卵形或长圆状卵形。花两性，单生枝顶；苞片5，长椭圆形，大小不等，萼片5，宿存；花瓣5或为重瓣，倒卵形，先端呈不规则的波状，颜色变异很大。雄蕊多数；心皮5，离生。菁葖果长圆形。

【性味归经】苦、辛，微寒。归心、肝、肾经。

【功能主治】清热凉血，活血化瘀。用于治疗热入营血、温毒发斑、吐血衄血、夜热早凉、无汗骨蒸、经闭痛经、跌扑伤痛、痈肿疮毒。

【使用注意】孕妇慎用。

【经史摘要】始载于《神农本草经》，名牡丹，列为中品，一名鹿韭，一名鼠姑。《本草经考注》："美花之壮大者谓之牡，称花之红赤谓之丹。"《名医别录》："色赤者好，用之去心。"《本草纲目》："牡丹以色为丹者为上，虽结子而根上生苗，故谓之牡丹。唐人谓之木芍药，以其花似芍药，而宿干似木也。群花品中，以牡丹第一，芍药第二，故世谓牡丹为花王，芍药为花相。"

【古诗选录】

国色朝酣酒，天香夜染衣。　　　　　　　——唐·李正封《赏牡丹》
唯有牡丹真国色，花开时节动京城。　　　——唐·刘禹锡《赏牡丹》
裁成艳思偏应巧，分得春光最数多。　　　——唐·温庭筠《牡丹二首》
名花倾国两相欢，长得君王带笑看。解释春风无限恨，沉香亭北倚阑干。

　　　　　　　　　　　　　　　　　　　　　——唐·李白《清平调》

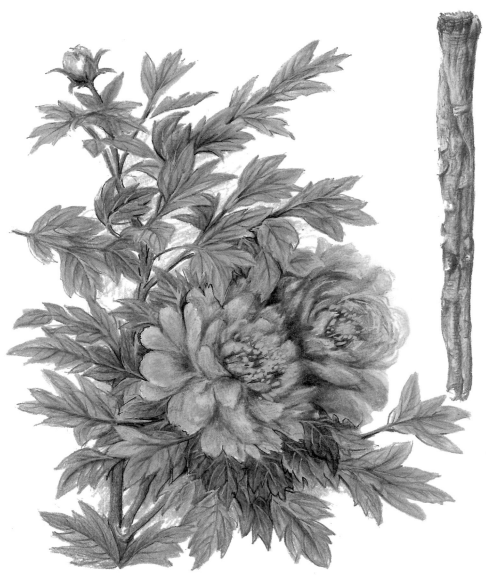

牡丹

19. 何首乌 hé shǒu wū

何首乌是草藤，下有臃肿的根。

宋代《开宝本草》，描述功效如神。

何姓者见两藤夜交，采食其根，

使发髭乌，便以采者名字相称。

其根显微构造，有异形组织；

形成云锦花纹，又称马肝石。

生首乌，润肠通便解毒消肿；

制首乌，补肝肾益精血乌须。

【来　　源】本品为蓼科植物何首乌的干燥块根。

【植物形态】多年生缠绕藤本。茎多分枝，具纵棱。叶互生，具长柄；叶片狭卵形或心形，先端渐尖，基部心形或箭形，全缘或带微波状。托叶鞘膜质，褐色。圆锥花序顶生或腋生；花被片绿白色，5裂，外面3片的背部有翅。瘦果椭圆形，有3棱，黑亮，外包宿存花被。

【性味归经】苦、甘、涩，微温。归肝、心、肾经。

【功能主治】解毒，消痈，截疟，润肠通便。用于治疗疮痈、瘰疬、风疹瘙痒、久疟体虚、肠燥便秘。

【经史摘要】始载于《日华子本草》，曰："久服令人有子，治腹脏宿疾，一切冷气及肠风。"《开宝本草》："蔓紫，花黄白，叶如薯蓣而不光，生必相对，根大如拳。有赤白二种，赤者雄，白者雌。"《本草纲目》载"春采根，秋采花。九蒸九晒，乃可服"，"其药本草无名，因何首乌见藤夜交，便即采食有功，因以采人名尔"，"汉武时，有马肝石能乌人发，故后人隐此名，亦曰马肝石"。《药性赋》："志疮疥之资。"

【古诗选录】

翠蔓走岩壁，芳丛蔚参差。下有根如拳，赤白相雄雌。

——宋·文同《寄何首乌丸与友人》

神效助道，著在仙书。雌雄相交，夜合昼疏。

——宋·苏颂《何首乌赞》（载《本草纲目》卷十八）

首乌苦涩温性微，黑发乌须补阴亏。强筋壮骨痊疮疥，带崩久疟结巍巍。

——清·张望《古今医诗》

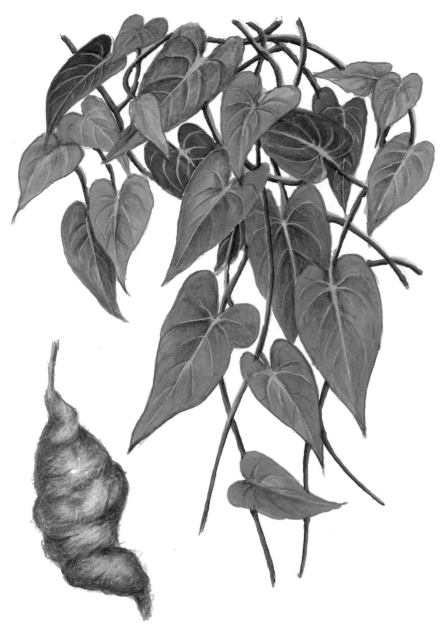

何首乌

20. 附子 fù zǐ

乌头根表面乌黑，如鸦之头；
一端尖嘴，一端为颈中部粗。
附子是乌头子根，如子附母；
本草经①列为下品，因其有毒。

虽其有毒，良医活人有大用；
回阳救逆，温肾壮阳祛寒痛。
大热大毒，入药须炮制久煎。
乌附毒药，非危病不可使用。

【来　　源】本品为毛茛科植物乌头的子根的加工品。

【植物形态】多年生草本。块根倒圆锥形，常2～3连生。叶互生，卵圆形，有柄。茎下部叶在开花时枯萎。中部叶有长柄，掌状二至三回分裂，裂片有缺刻，基部浅心形。总状花序顶生，下部苞片3裂，上部苞片披针形；花两性，两侧对称；萼片5，花瓣状，上萼片高盔形，侧萼片蓝紫色，外面被短柔毛；花瓣2。菁葵果长圆形。

【性味归经】辛、甘，大热；有毒。归心、肾、脾经。

【功能主治】回阳救逆，补火助阳，散寒止痛。用于治疗亡阳虚脱、肢冷脉微、心阳不足、胸痹心痛、虚寒吐泻、脘腹冷痛、肾阳虚衰、阳痿宫冷、阴寒水肿、阳虚外感、寒湿痹痛。

【使用注意】孕妇慎用；不宜与半夏、瓜蒌、瓜蒌子、瓜蒌皮、天花粉、川贝母、浙贝母、平贝母、伊贝母、湖北贝母、白蔹、白及同用。

【经史摘要】始载于《神农本草经》，列为下品，分列附子、天雄、乌头三种。《淮南子》："天雄、乌喙最为凶毒，但良医以活人。"《本草经集注》："乌头与附子同根。"《本草纲目》载"附乌头而生者为附子，如子附母也"，"乌、附毒药，非危病不用"。《药性赋》："附子疗虚寒翻胃、壮元阳之力。"

【古诗选录】

附子辛热少阴经，非风中寒疝疟灵。脱阳霍乱转筋者，肾厥头痛急安宁。

——清·张望《古今医诗》

斩关大将逞雄才，正坐丹砂附子煨。上下中焦皆可统，风寒湿气总能该。
冷虚自可消阴去，辛热还教益火来。　　　　——清·赵瑾叔《本草诗》

---

①本草经：指《神农本草经》。

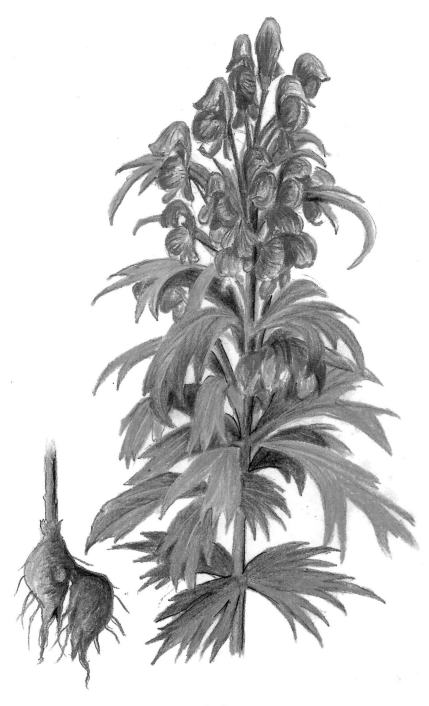

乌头

21. 板蓝根 bǎn lán gēn

本是菘蓝之根，亦称北板蓝根；
古有蓝实靛青、大叶冬蓝等称；
跨年草本，《本草纲目》始名板蓝。
味苦性寒，清热解毒，凉血消斑。

防治各类流感病毒，效果明显；
疗丹毒治疟腮，用于清喉利咽。
有爵床科植物马蓝，南板蓝根，
非正品非商品主流，现已少见。

【来　　源】本品为十字花科植物菘蓝的干燥根。

【植物形态】二年生草本，植株光滑无毛，常被粉霜。茎直立，绿色，顶部多分枝。基生叶莲座状，长圆形至圆状倒披针形，全缘或稍具浅波齿。茎生叶长圆形至圆状披针形，全缘，叶耳抱茎。总状花序顶生或腋生；萼片4，长圆状披针形；花瓣4，黄色，倒披针形，具不明显短爪。短角果近长圆形，边缘具膜质翅，果瓣具中脉。

【性味归经】苦，寒。归心、胃经。

【功能主治】清热解毒，凉血利咽。用于治疗瘟疫时毒、发热咽痛、温毒发斑、疟腮、烂喉。

【经史摘要】始载于《神农本草经》，名蓝实，列为上品。《本草纲目》始名板蓝根，载"蓝凡五种，各有主治……菘蓝：叶如白菘。马蓝：叶如苦荬，即郭璞所谓大叶冬蓝，俗中所谓板蓝者"。《日华子本草》："治天行热毒。"《本草便读》："板蓝根即靛青根，其功性味与靛青叶同，能入肝胃血分。不过清热、解毒、辟疫、杀虫四者而已。但叶主散，根主降，此又同中之异耳。"

【古诗选录】

芳蓝滋匹帛，人力半天经。浸润加新气，光辉胜本清。
还同冰出水，不共草为萤。翻覆衣襟上，偏知造化灵。

——唐·王季友《青出蓝》

物有无穷好，蓝青又出青。　　　　——唐·吕温《青出蓝诗》

角蕴青浓，薤垂红浅。蘝（hē）毒冰消，蛊蚊雾敛。

——清·叶志诜《神农本草经赞》

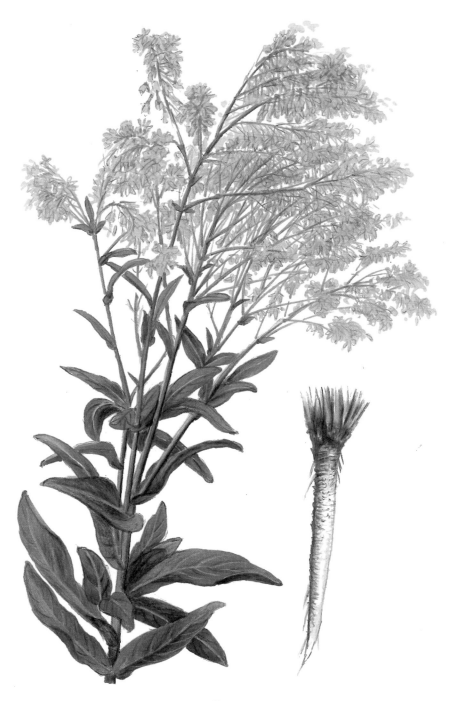

菘蓝

22. 南沙参 nán shā shēn

沙参二月生苗，八九月抽茎；
秋叶间开小紫花，状若铃铎。
全株有白色乳汁，杏叶轮叶；
根黄白宜于沙地，由此得名。

药有南沙参与北沙参之分，
同功效清肺养阴、益胃生津。
南沙参隶桔梗科，长于祛痰；
北沙参属伞形科，长于滋阴。

【来　　源】本品为桔梗科植物轮叶沙参或沙参的干燥根。

【植物形态】轮叶沙参，多年生草本，全株有白色乳汁。根胡萝卜形，黄褐色，有横纹。茎生叶4～6轮生，叶片卵形、椭圆状卵形、狭倒卵形或披针形，边缘有锯齿。花序圆锥状，分枝轮生；花下垂，花萼裂片5，钻形；花冠蓝色，口部微缩成坛状，5浅裂。蒴果倒卵球形。

【性味归经】甘，微寒。归肺、胃经。

【功能主治】养阴清肺，益胃生津，化痰，益气。用于治疗肺热燥咳、阴虚劳嗽、干咳痰黏、胃阴不足、食少呕吐、气阴不足、烦热口干。

【使用注意】不宜与藜芦同用。

【经史摘要】始载于《神农本草经》，名沙参，列为上品，一名知母。曰："主血积，惊气，除寒热，补中，益肺气。久服利人。"《本草纲目》载"此与人参、玄参、丹参、苦参是为五参，其形不尽相类，而主疗颇同，故皆有参名"，"沙参白色，宜于沙地，故名"，"开小紫花……状如铃铎……根茎皆有白汁。八九月采者，白而实；春月采者，微黄而虚"，"清肺火，治久咳肺痿"。《本草便读》："清养之功，北逊于南；润降之性，南不及北。"

【古诗选录】

沙参泄肺体轻虚，皮间邪热此般摅。脏腑认真无实火，肺经寒客且于于。

——清·张望《古今医诗》

脓排肿毒非无谓，嗽止劳伤更不欺。形似虎须真仿佛，汁同羊乳亦依稀。
诸参功用原相等，莫使荠苨混是非。

——清·赵瑾叔《本草诗》

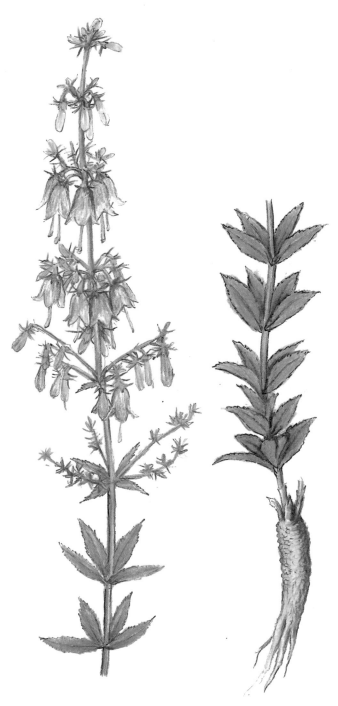

轮叶沙参

23. 独活 dú huó

高大草本，面风独立一茎直上。
有风不动，无风自动，故名独活。
又名羌青羌活，是因古出西羌。
陇西者紫，蜀西者黄，羌中者良。

药典①将羌活、独活分药为两种，
同科不同属，同祛风除湿之功。
羌活气雄，治足太阳风湿相搏；
独活气细，疗足少阴伏风头痛。

【来　　源】本品为伞形科植物重齿毛当归的干燥根。

【植物形态】多年生高大草本。根类圆柱形，棕褐色，有特殊香气。茎中空，常带紫色，光滑或稍有浅纵沟纹。叶二回三出式羽状全裂，宽卵形；茎生叶叶柄基部膨大成长管状、半抱茎的厚膜质叶鞘；末回裂片膜质，卵圆形至长椭圆形，边缘有不整齐的尖锯齿或重锯齿，顶生的末回裂片多3深裂；序托叶简化成囊状膨大的叶鞘。复伞形花序顶生或侧生，花白色，无萼齿；花瓣倒卵形，顶端内凹。果实椭圆形，具翅。

【性味归经】辛、苦，微温。归肾、膀胱经。

【功能主治】祛风除湿，通痹止痛。用于治疗风寒湿痹、腰膝疼痛、少阴伏风头痛、风寒挟湿头痛。

【经史摘要】始载于《神农本草经》，列为上品，一名羌活，一名羌青，一名护羌使者。《本草纲目》载"一茎直上，不为风摇，故曰独活"，"独活以羌中来者为良，故有羌活、胡王使者诸名，乃一物二种也"，"西蜀者，黄色，香如蜜；陇西者，紫色"，"疗风宜用独活，兼水宜用羌活"，"羌活气雄，独活气细。故雄者治足太阳风湿相搏……细者治足少阴伏风、头痛……"。

【古诗选录】

草偏栽独活，花未折忘忧。　　——清·浦梦珠《临江仙·记得伤春经病起》
独活羌活不分辨，筋骨挛疼头掉眩。血虚头痛未敢尝，百节楚楚难专擅。

——清·张望《古今医诗》

面风独立，顾盼中摇。蚕头奋簇，鞭节垂梢。

——清·叶志诜《神农本草经赞》

---

①药典：指《中华人民共和国药典》（2020年版）。

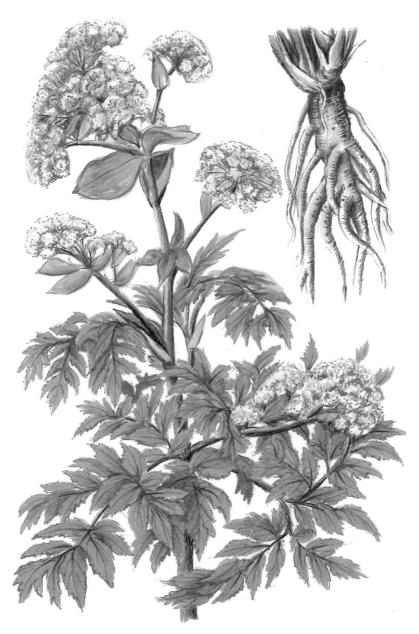

重齿毛当归

24. 桔梗 jié gěng

叶似杏叶椭长，具乳白汁液；

花冠呈扩钟状，蓝紫色美丽。

根结实而梗直，故取名桔梗；

与甘草同行，常作舟楫之剂。

根长纺锤形，色白为肺部引经；

主开宣肺气，可祛痰利咽排脓。

科名同，单属种，野生于内蒙古；

栽培由苦变甘，腌制泡菜食用。

【来　　源】本品为桔梗科植物桔梗的干燥根。

【植物形态】多年生草本，全株有白色乳汁。主根长纺锤形，少分枝。茎无毛，通常不分枝或上部稍分枝。叶3～4轮生、对生或互生，叶片卵形至披针形，基部楔形，边缘有尖锯齿，下面被白粉。花1至数朵单生茎顶或集成疏总状花序；花萼钟状，裂片5；花冠阔钟状，蓝色或蓝紫色，裂片5，三角形。蒴果倒卵圆形，熟时顶部5瓣裂。

【性味归经】苦、辛，平。归肺经。

【功能主治】宣肺，利咽，祛痰，排脓。用于治疗咳嗽痰多、胸闷不畅、咽痛音哑、肺痈吐脓。

【经史摘要】始载于《神农本草经》，列为下品。《战国策》："求桔梗于沮泽，则累世不得一焉。"《本草图经》："根如小指大，黄白色……叶似杏叶而长椭，四叶相对而生……夏开花紫碧色，颇似牵牛子花。"《本草纲目》载"此草之根结实而梗直，故名"，"清肺气，利咽喉，其色白，故为肺部引经。与甘草同行，为舟楫之剂"。《药性赋》："下气利胸膈，而治咽喉。"

【古诗选录】

病与衰期每强扶，鸡壅桔梗亦时须。　　　　　　　　——宋·王安石《北窗》

桔梗辛平走华盖，鼻患喉殃都慷慨。消痰下气排脓血，胁胸烦疼痛瘘赖。

　　　　　　　　　　　　　　　　　　　　　　——清·张望《古今医诗》

春来桔梗嫩苗生，煮食须知味最精。甘草可将同奏效，荠苨莫使错呼名。

咽喉气下痰俱降，痈瘘脓排血自行。　　　　　　——清·赵瑾叔《本草诗》

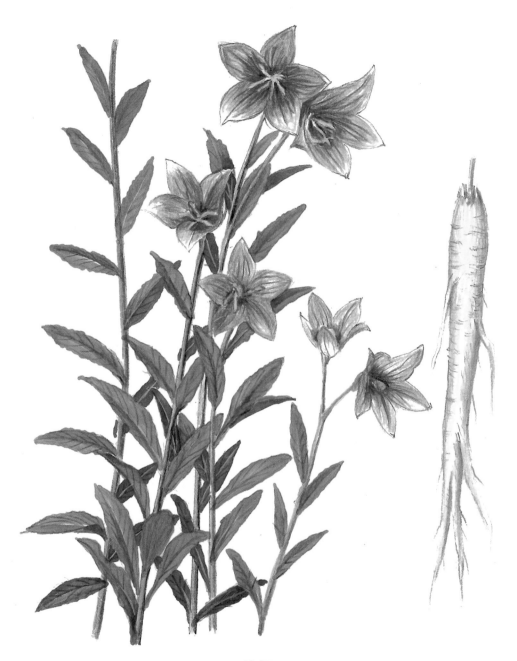

桔梗

25. 柴胡 chái hú

嫩茹老柴，藏身山坡草灌林下；
春叶基生，草木深处不易寻查；
夏秋时节，复伞花序之字上发；
花黄气香，以根头多采挖为佳。

柴胡阴中之阳，多昭著中医方汤；
张仲景《伤寒论》，少阳症经典名方。
大柴胡汤可表里双解，内泻热结；
小柴胡汤治往来寒热，和解少阳。

【来　　源】本品为伞形科植物柴胡或狭叶柴胡的干燥根。

【植物形态】柴胡，多年生草本。主根较粗大，坚硬。茎单一或数茎丛生，上部多回分枝，微作"之"字形曲折。叶互生，基生叶倒披针形或狭椭圆形，基部收缩成柄；茎生叶长圆状披针形，有短芒尖头，基部收缩成叶鞘，抱茎，常有白霜。复伞形花序多分枝，顶生或侧生，梗细，常水平伸出，形成疏松的圆锥状；花瓣鲜黄色，上部内折，中肋隆起，小舌片半圆形，先端2浅裂。双悬果广椭圆形，棕色。

【性味归经】辛、苦，微寒。归肝、胆、肺经。

【功能主治】疏散退热，疏肝解郁，升举阳气。用于治疗感冒发热、寒热往来、胸胁胀痛、月经不调、子宫脱垂、脱肛。

【经史摘要】始载于《神农本草经》，名茈胡，列为上品，一名地熏。《本草纲目》载"生山中，嫩则可茹，老则采而为柴"，"七月开黄花。根淡赤色，似前胡而强"，"西畔生处，多有白鹤、绿鹤于此飞翔，是茈胡香直上云间"，"或少阳经寒热者，则柴胡乃手足厥阴、少阳必用之药"。《本草新编》："虽然柴胡之症虽多，而其要在寒热往来，邪居半表半里之言尽之矣。"

【古诗选录】

省郎忧病士，书信有柴胡。饮子频通汗，怀君想报珠。

——唐·杜甫《寄韦有夏郎中》

芦头豹子独称雄，须记柴胡忌火烘。和解少阳表里半，寒热疟疾往来中。
胁痛堪止睛无赤，口苦能除耳不聋。种别鄞州宜怯症，参芪偕力奏肤功。

——清·赵瑾叔《本草诗》

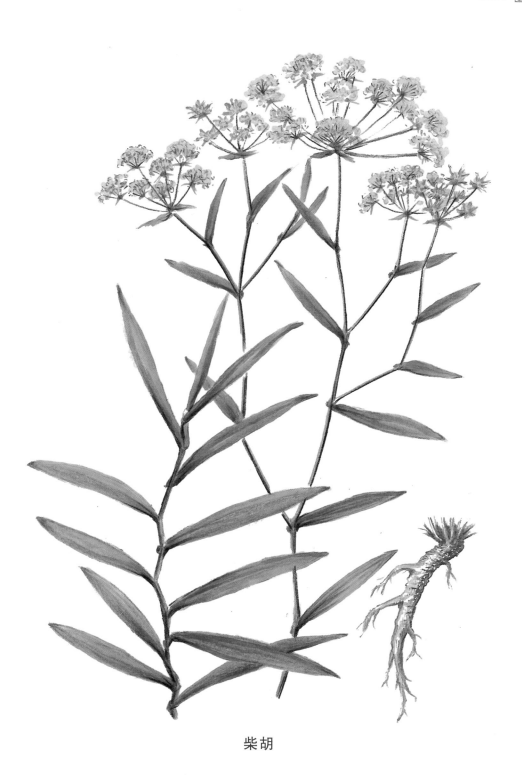

柴 胡

26. 党参 dǎng shēn

古产山西上党，贡京代人参称；

隋改上党为潞州，今称潞党参。

单叶互生，多年生缠绕草藤本；

钟形花冠，内有淡紫堇色斑纹。

圆柱状根头，有多数瘤状茎痕；

俗称狮子头，其下有较密横纹。

断面黄白色，显放射状菊花心；

具白色乳汁，能补脾益气生津。

【来　　源】本品为桔梗科植物党参、素花党参或川党参的干燥根。

【植物形态】党参，多年生草本。根顶端有一膨大的根头，具多数瘤状的茎痕，外皮乳黄色至淡灰棕色，有纵横皱纹。茎缠绕，多分枝。叶片卵形或广卵形，基部截形或浅心形，全缘或微波状。花单生，花梗细；花萼绿色，裂片5，长圆状披针形；花冠阔钟形，淡黄绿色，有淡紫堇色斑点，先端5裂。蒴果圆锥形，有宿存花萼。

【性味归经】甘，平。归脾、肺经。

【功能主治】健脾益肺，养血生津。用于治疗脾肺气虚、食少倦怠、咳嗽虚喘、气血不足、面色萎黄、心悸气短、津伤口渴、内热消渴。

【使用注意】不宜与藜芦同用。

【经史摘要】明代及以前无本草文献记载。党参之名始见于《本草从新》，曰："按古本草云：参须上党者佳。今真党参久已难得，肆中所卖党参，种类甚多，皆不堪用。"[①]《植物名实图考》："党参，山西多产，长根至二三尺，蔓生，叶不对，节大如手指，野生者根有白汁，秋开花如沙参，花色青白。"《本经逢原》："上党人参，虽无甘温峻补之功，却有甘平清肺之力，亦不似沙参之性寒，专泄肺气也。"《本草从新》："补中，益气，和脾胃，除烦渴。"

---

①"今真党参……皆不堪用。"：此处"真党参"指产于上党（今山西长治）的五加科人参，后逐渐减少至绝迹，则将桔梗科根有"狮子盘头"的一类定名为"党参"。

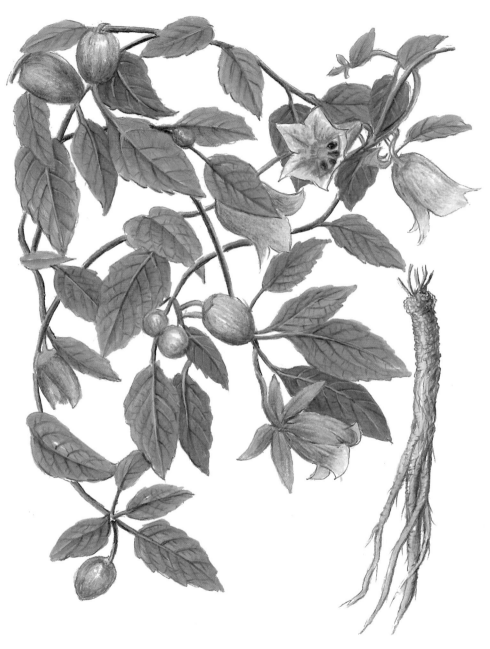

党参

27. 黄芩 huáng qín

茎四棱中空，叶两两四四相值；
唇形花上唇盔状，色蓝紫红赤。
宿芩旧根中空，外黄内黑枯腐；
子芩新根深黄，紧腠硬质坚实。

依炮制品性状，处方名称多样；
枯芩片芩子芩，嫩芩酒芩芩炭。
功效清热燥湿，泻火解毒止血；
治疗湿热痞满，烦渴泻痢黄疸。

【来　　源】本品为唇形科植物黄芩的干燥根。

【植物形态】多年生草本。茎四棱形，被腺毛，常有开展的分枝。叶对生，无柄或具极短柄，叶披针形、披针状线形至线形，全缘，密被黑色下陷的腺点，中脉被短腺毛及柔毛。总状花序顶生；苞片叶状，密被腺柔毛；花冠二唇形，上唇背部有盾片，膜质，蓝紫色或紫红色；下唇带染粉红斑。小坚果黑色，卵形，有瘤。

【性味归经】苦，寒。归肺、胆、脾、大肠、小肠经。

【功能主治】清热燥湿，泻火解毒，止血，安胎。用于治疗湿温、暑湿、胸闷呕恶、湿热痞满、泻痢、黄疸、肺热咳嗽、高热烦渴、血热吐衄、痈肿疮毒、胎动不安。

【经史摘要】始载于《神农本草经》，列为中品，一名腐肠。《本草图经》："二月生，赤黄叶，两两四四相值，茎空中，或方圆，高三四尺，四月花紫红赤。五月实黑，根黄。"《本草纲目》："宿芩乃旧根，多中空，外黄内黑，即今所谓片芩。子芩乃新根，多内实，即今所谓条芩。或云西芩多中空而色黔，北芩多内实而深黄。"《珍珠囊》："中枯而飘者，泻肺火，消痰利气，细实而坚者，泻大肠火，养阴退阳，中枯而飘者，除风湿留热于肌表。细实而坚者，滋化源于膀胱。"《药性赋》："治诸热，兼主五淋。"

【古诗选录】

天门还治肺，地骨也医肝。心热黄芩妙，人参性不寒。

——唐·徐成《王良百一诗其四十九》

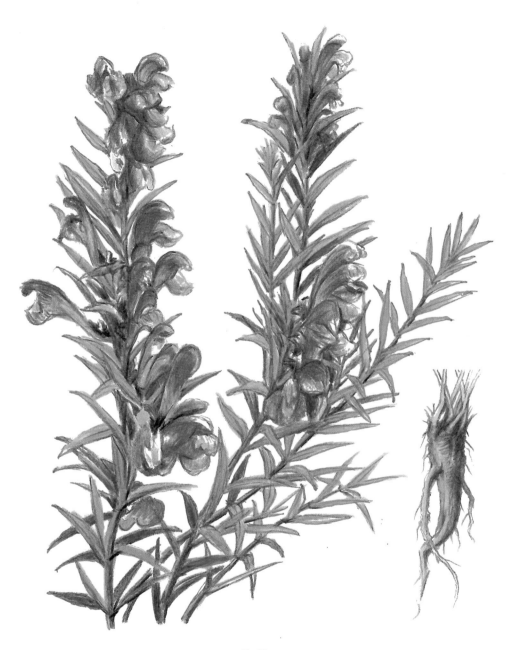

黄芩

28. 黄芪 huáng qí

古名黄耆，功能强多久负盛名；

历代医家善用，贤儒多有好评。

其色黄、耆为长，名正补药之长；

清代将耆简写为芪，沿用至今。

根直而长，濡软色黄鲜甜为上；

因属豆科，故咀嚼觉气味豆腥。

补气升阳，固表止汗利水排脓；

药中良相，蜜炙增强药效之功。

【来　　源】本品为豆科植物蒙古黄芪或膜荚黄芪的干燥根。

【植物形态】蒙古黄芪，多年生草本。根直而长，圆柱形，稍带木质，表面淡棕黄色至深棕色。茎直立，上部有分枝，被长柔毛。奇数羽状复叶，互生；托叶披针形；小叶 25～37，宽椭圆形，全缘，两面有白色长柔毛。总状花序腋生，排列疏松；花冠黄色，蝶形，翼瓣和龙骨瓣均有长爪。荚果膜质，膨胀，卵状长圆形，有明显网纹。

【性味归经】甘，微温。归肺、脾经。

【功能主治】补气升阳，固表止汗，利水消肿，生津养血，行滞通痹，托毒排脓，敛疮生肌。用于治疗气虚乏力、食少便溏、中气下陷、久泻脱肛、便血崩漏、表虚自汗、气虚水肿、内热消渴、血虚萎黄、半身不遂、痹痛麻木、痈疽难溃、久溃不敛。

【经史摘要】始载于《神农本草经》，名黄耆，列为上品，一名戴糁。《汤液本草》始名黄芪。《新修本草》："此物叶似羊齿，或如蒺藜，独茎，或作丛生。"《汤液本草》："是上中下内外三焦之药。"《本草纲目》载"耆，长也，黄耆色黄，为补药之长，故名"，"以紧实如箭杆者为良"。《本草蒙筌》："人参惟补元气调中，黄芪兼补卫气实表。"《药性赋》："补虚弱、排疮脓，莫若黄芪。"

【古诗选录】

香火多相对，荤腥久不尝。黄耆数匙粥，赤箭一瓯汤。

——唐·白居易《斋居》

箭杆黄芪素识名，陇西绵上远相迎。补脾正气中先固，实肺虚邪外不生。

托却痈疽肌长足，发将痘疹凶丰盈。　　——清·赵瑾叔《本草诗》

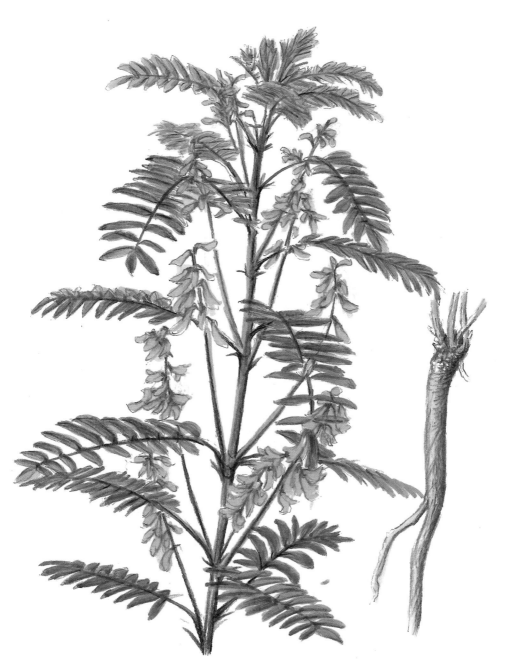

蒙古黄芪

29. 续断 xù duàn

茎直有棱，棱有刺毛，高大草本；

茎叶琴状羽裂，两两相对而生；

花序头状球形，花冠漏斗管状；

条根色赤而瘦，良者折之有尘。

秋采勿晒，青草覆盖发汗熏干；

酒制活血舒筋，盐炒入肾补肝。

风湿痹痛，腰膝酸软，妇人乳难；

责实循名，强筋壮骨，疗伤续断。

【来　　源】本品为川续断科植物川续断的干燥根。

【植物形态】多年生草本，高60～200cm。茎直立，具棱，棱上有刺毛。基生叶稀疏丛生，具长柄，叶片琴状羽裂；茎生叶在茎中下部的为羽状深裂，中央裂片长，披针形，有疏粗锯齿。花序头状球形，总苞片着生在花序基部，叶状，披针形或长线形，被硬毛；花萼四棱，皿状；花冠淡黄白色，花冠管窄漏斗状，顶端4裂。瘦果呈倒卵柱状。

【性味归经】苦、辛，微温。归肝、肾经。

【功能主治】补肝肾，强筋骨，续折伤，止崩漏。用于治疗肝肾不足、腰膝酸软、风湿痹痛、跌打损伤、筋伤骨折、崩漏、胎漏。

【经史摘要】始载于《神农本草经》，列为上品，一名龙豆，一名属折。《本草纲目》载"大根本，黄白有汁，七月、八月采根"，"干四棱，似苎麻，叶两两相对而生，四月开花，红白色，似益母花。根如大蓟，赤黄色"，"以川中来，色赤而瘦，折之有烟尘起者为良焉"。《植物名实图考》："今所用皆川中产。"《本草汇言》："补续血脉之药也。"《药性赋》："治崩漏，益筋强脚。"

【古诗选录】

独活他乡已九秋，刚肠续断更淹留。宁知老母相思子，没药医治白尽头。

——宋·洪皓《药名一绝》

续断辛温续筋骨，通关利节功难没。缩约便旋管摄精，宜收痈毒无生发。

——清·张望《古今医诗》

断者可续，责实循名。四棱茎直，相对叶生。

红参白腻，赤抱黄明。烟尘瘦折，露汁浮罂。

——清·叶志诜《神农本草经赞》

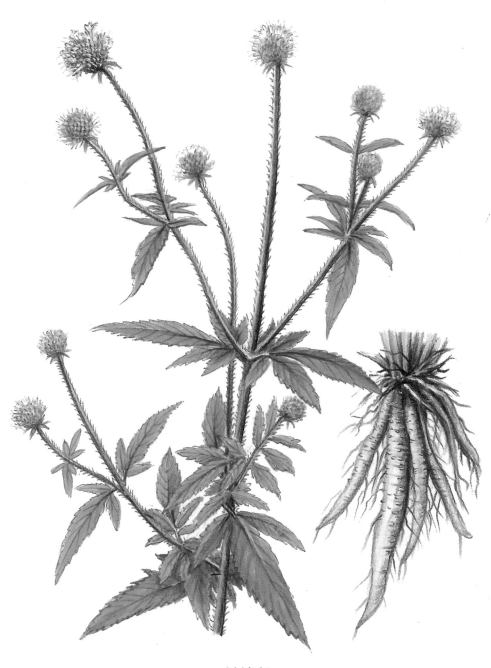

川续断

30. 葛根 gé gēn

块根外紫内白，施植中谷疏林；
硕大如同手臂，坚实肥厚有粉。
蔓长茎藤，全株密被黄褐粗毛；
三出复叶，蝶形花蓝紫色密生。

干葛其气轻浮，鼓舞胃气上行；
功效解肌退热，透疹止渴生津。
用于感冒发热，头痛恶寒无汗；
野葛花新鲜品，醒酒毒止渴饮。

【来　　源】本品为豆科植物野葛的干燥根。

【植物形态】多年生落叶藤本，长可达 10m。全株被黄褐色粗毛。块根圆柱状，肥厚，外皮灰黄色，内部粉质，纤维性很强。三出复叶，顶生小叶柄较长，叶片菱状圆形，侧生小叶较小，斜卵形，背面苍白色，有粉霜，两面均被白色伏生短柔毛；托叶盾状着生，卵状长椭圆形，小托叶针状。总状花序腋生或顶生，蝶形花，蓝紫色或紫色；苞片狭线形，早落；萼钟状。荚果线形，密被黄褐色长硬毛。

【性味归经】甘、辛，凉。归脾、胃、肺经。

【功能主治】解肌退热，生津止渴，透疹，升阳止泻，通经活络，解酒毒。用于治疗外感发热头痛、项背强痛、口渴、消渴、麻疹不透、热痢、泄泻、眩晕头痛、中风偏瘫、胸痹心痛、酒毒伤中。

【经史摘要】始载于《神农本草经》，列为中品，一名鸡齐根。《本草纲目》载"葛从曷，谐声也。鹿食九草，此其一种，故曰鹿藿"，"其根外紫内白，长者七八尺。其叶有三尖，如枫叶而长，面青背淡。其花成穗，累累相缀，红紫色"，"根形大如手臂"，"干葛其气轻浮，鼓舞胃气上行，生津液，又解肌热，治脾胃虚弱，泄泻圣药也"。《药性赋》："疗肌解表，干葛先而柴胡次之。"

【古诗选录】

葛之覃兮，施于中谷。　　　　　　　　——先秦《诗经·葛覃》

采三秀兮于山间，石磊磊兮葛蔓蔓。　　——战国·屈原《九歌·山鬼》

葛藟（lěi）纍（léi）于桂树兮，鸱（chī）鸮集于木兰。

——汉·刘向《九叹·忧苦》

愿留枯根株，化作萱草枝。

——明·张时彻《采葛篇》

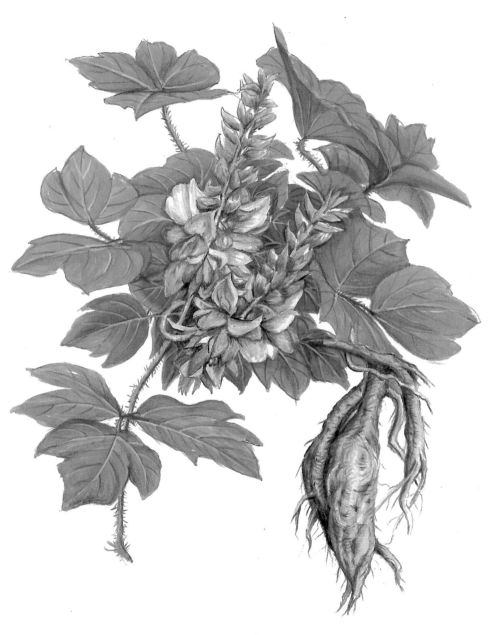

野葛

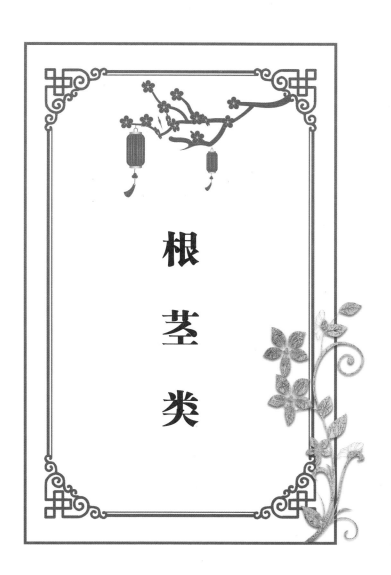

根茎类

31. 大黄 dà huáng

块根气味浓烈，既大又黄故名。
断面波旋锦缛，间有菊花点星。
荡涤肠胃，推陈致新，逐瘀通经；
药性阴中之阴，峻猛号称将军。

色美黄良，古医家多妙用彰扬；
仲景善用，《伤寒论》大小承气汤。
产我国西北西南，甘青藏高原；
汉代经丝绸之路，远传至西方。

【来　　源】本品为蓼科植物掌叶大黄、唐古特大黄或药用大黄的干燥根及根茎。

【植物形态】掌叶大黄，多年生高大草本。根茎粗壮。茎直立，中空。基生叶大，叶片宽心形或近圆形，3～7掌状深裂，每裂片常再羽状分裂；茎生叶较小；托叶鞘膜质，密生短柔毛。花序圆锥状，顶生。花紫红色，花被片6，两轮。瘦果有三棱，沿棱生翅，暗褐色。

【性味归经】苦，寒。归脾、胃、大肠、肝、心包经。

【功能主治】泻下攻积，清热泻火，凉血解毒，逐瘀通经，利湿退黄。用于治疗实热积滞便秘、血热吐衄、目赤咽肿、痈肿疔疮、肠痈腹痛、瘀血经闭、产后瘀阻、跌打损伤、湿热痢疾、黄疸尿赤、淋证、水肿、外治烧烫伤。

【使用注意】孕妇及月经期、哺乳期妇女慎用。

【经史摘要】始载于《神农本草经》，列为下品。《新修本草》："今出宕州、凉州、西羌、蜀地者皆佳。"《本草纲目》载"正月内生青叶，似蓖麻，大者如扇，根如芋，大者如碗，长一二尺，其细根如牛蒡，小者亦如芋"，"大黄，其色也。将军之号，当取其骏快也"，"足太阴，手、足阳明，手、足厥阴五经血分之药"。《药性赋》："通秘涩，导瘀血，必资大黄。"

【古诗选录】

大芋高荷半亩阴，玉英危缀碧瑶簪。谁知一叶莲花面，中有将军剑戟心。

——宋·范成大《大黄花》

大黄猛烈号将军，直导长驱效最神。　　——清·赵瑾叔《本草诗》

色美黄良，西羌东蜀。牛舌伸舒，羊蹄踯躅。斑紧波旋，紫铺锦缛。

——清·叶志诜《神农本草经赞》

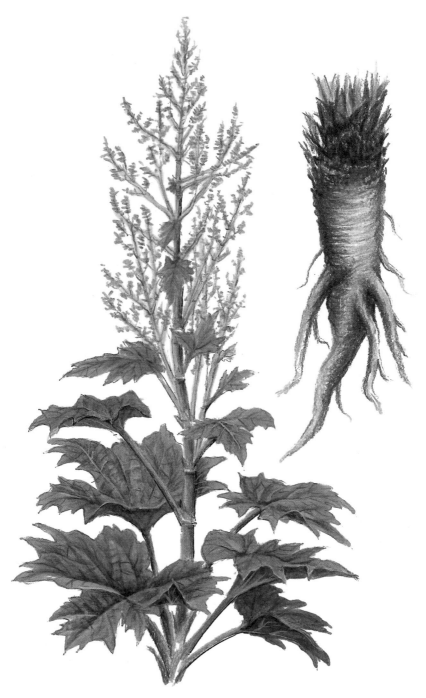

掌叶大黄

32. 山药 shān yào

> 山药以山地为宜，本名薯蓣；
> 因避唐太宗名预，改称薯药。
> 唐韩愈有诗句：山药煮可掘。
> 讳宋英宗署名，改山药至今。
>
> 茎右旋雌雄异株，蒴果三棱；
> 根状茎垂直生长，长圆柱形。
> 性味甘平，补脾肺固肾益精；
> 日常保健，抗衰老多有此品。

【来　　源】本品为薯蓣科植物薯蓣的干燥根茎。

【植物形态】缠绕草质藤本。根长圆柱形。茎通常带紫红色。单叶，茎下部的互生，中部以上的对生，稀3叶轮生，叶形变异较大，呈卵状三角形至宽卵状戟形，叶腋内常有株芽。穗状花序，雌雄同株生于叶腋。蒴果三棱状扁圆形。

【性味归经】甘，平。归脾、肺、肾经。

【功能主治】补脾养胃，生津益肺，补肾涩精。用于治疗脾虚食少、久泻不止、肺虚喘咳、肾虚遗精、带下、尿频、虚热消渴。

【经史摘要】始载于《神农本草经》，名薯蓣，列为上品，一名山芋。《药谱》始名山药。《本草图经》："春生苗，蔓延篱援，茎紫，叶青，有三尖角，似牵牛更厚而光泽，夏开细白花，大类枣花，秋生实于叶间，状如铃，二月、八月采根。"《本草纲目》："益肾气，健脾胃，止泄痢，化痰涎，润皮毛。"《药性赋》："腰湿能医。"

【古诗选录】

僧还相访来，山药煮可掘。　　　　　　　　——唐·韩愈《送文畅师北游》

怪来朽壤耀琼英，小斸倾筐可代耕。豢豹为人尽无分，蹲鸱从此不须生。
雪镜但使身长健，石鼎何妨手自烹。欲赋玉延无好语，羞论蜂蜜与羊羹。
　　　　　　　　　　　　　　　　　　　　——宋·朱熹《次秀野杂诗韵》

铜炉烧柏子，石鼎煮山药。　　——宋·苏轼《十月十四日以病在告独酌》

久因多病疏云液，近为长斋进玉延。　　　　　　——宋·陆游《书怀》

景山升山，紫藤蓄秀。云腻香酥，虹晴春透。
白玉能延，黄金共寿。小斸顷筐，鼎烹察候。
　　　　　　　　　　　　　　　　　　——清·叶志诜《神农本草经赞》

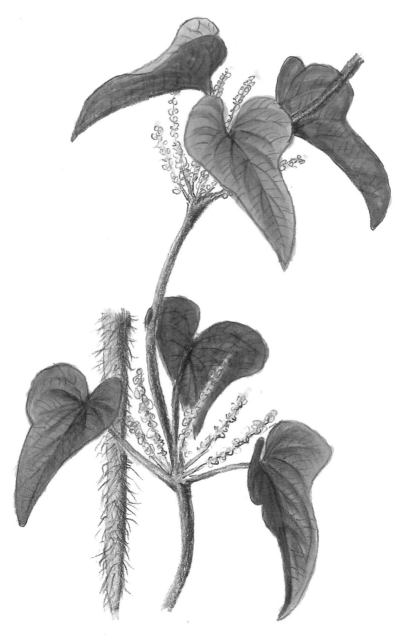

薯蓣

33. 川贝母 chuān bèi mǔ

明前医书，只以贝母为名通称；

明清至今，川贝浙贝处方始分。

还有其他贝母，多以产地冠名；

根连蒂荟形如聚贝，叶接苗生。

川贝小又称松贝，产四川松潘；

浙贝大又称大贝，产浙江象山。

川贝滋润，长于润肺化痰止咳；

浙贝苦寒，长于清热散结化痰。

【来　　源】本品为百合科植物川贝母、暗紫贝母、甘肃贝母、梭砂贝母、太白贝母或瓦布贝母的干燥鳞茎。

【植物形态】川贝母，多年生草本。鳞茎由 2 鳞片组成。叶通常对生，少数在中部兼有散生或轮生，条形至条状披针形，先端稍卷曲或不卷曲。单花顶生，紫色至黄绿色，钟状；花通常有小方格，少数仅有斑点或条纹；每花有叶状苞片 3；花被片 6，2 层。蒴果棱上具窄翅。

【性味归经】苦、甘，微寒。归肺、心经。

【功能主治】清热润肺，化痰止咳，散结消痈。用于治疗肺热燥咳、干咳少痰、阴虚劳嗽、痰中带血、瘰疬、乳痈、肺痈。

【使用注意】不宜与川乌、制川乌、草乌、制草乌、附子同用。

【经史摘要】始载于《神农本草经》，名贝母，列为中品，一名空草。《滇南本草》始名川贝母。《本草纲目》载"其叶似大蒜，四月蒜熟时，采之良"，"七月开花，碧绿色，形如鼓子花。八月采根，根有瓣子，黄白色，如聚贝子"，"乃肺经气分药也"。《本草汇言》："川者为妙。"《药性切用》："川贝母，味甘微寒，凉心散郁，清肺而化热痰；象贝，形坚味苦，泻热功胜，不能解郁也。"

【古诗选录】

陟彼阿丘，言采其虻（méng）。

——先秦《诗经·载驰》

采向阿丘曝欲干，形如贝子聚来繁。消痰润肺尝微苦，涤热清心饮带寒。

膈内燥烦从此解，胸中郁结自能宽。

——清·赵瑾叔《本草诗》

叶接苗生，根连蒂荟。

——清·叶志诜《神农本草经赞》

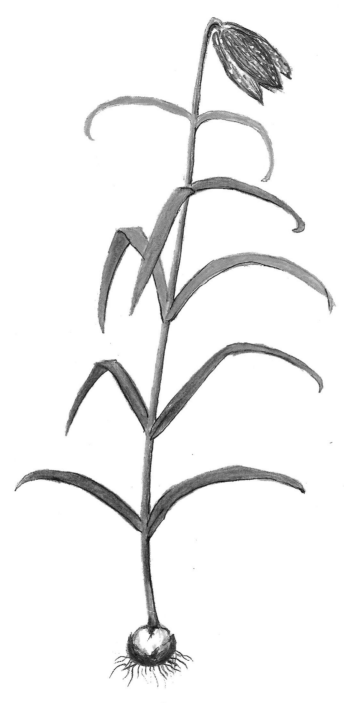

川贝母

34. 天南星 tiān nán xīng

地下球茎四边有子，形如虎掌；
古时医书以虎掌称，状物取名。
根圆白如老人星状，名天南星；
时珍认为一物二分，合并至今。

肉穗花序序轴，延伸棒状附属；
雌下雄上两性，佛焰苞如佛影。
燥湿化痰，散结消肿，祛风止痉；
生品须用姜矾，炮制去毒存性。

【来　　源】本品为天南星科植物天南星、异叶天南星或东北天南星的干燥块茎。

【植物形态】天南星，多年生草本。块茎扁球形。叶单一，叶片放射状分裂，裂片7～20，披针形或长圆形，顶端具线形长尾尖，全缘。花序柄自叶柄中部分出，短于叶柄；佛焰苞绿色和紫色，或具白色条纹；喉部扩展，边缘外卷，檐部宽大，先端延伸为蝎尾状；肉穗花序；雌花序轴在下部，雄花序轴在上端，顶端为棒状附属器。果序成熟时裸露，浆果红色。

【性味归经】苦、辛，温；有毒。归肺、肝、脾经。

【功能主治】燥湿化痰，祛风止痉，散结消肿。用于治疗顽痰咳嗽、风痰眩晕、中风痰壅、口眼㖞斜、半身不遂、癫痫、惊风、破伤风。

【使用注意】孕妇慎用，生品内服宜慎。

【经史摘要】始载于《神农本草经》，名虎掌，列为下品。《本草拾遗》始名天南星。《本草图经》："二月生苗似荷梗，茎高一尺以来，叶如蒟蒻，两枝相抱。五月开花似蛇头，黄色……根似芋而圆。"《本草纲目》载"其根四畔有圆牙，看如虎掌，故有此名"，"虎掌因叶形似之，非根也。南星因根圆白，形如老人星状，故名南星，即虎掌也"，"乃手、足太阴脾肺之药"。

【古诗选录】

天南星移醉不归，爱君清如寒水玉。

——宋·黄庭坚《药名诗奉送杨十三子问省亲清江》

君看天南星，处处入本草。

——明·王佐《天南星》

南星理中风麻痹，破癖消痈散血痰。破伤风后身强噤，口眼㖞斜痫病瘥。

——清·张望《古今医诗》

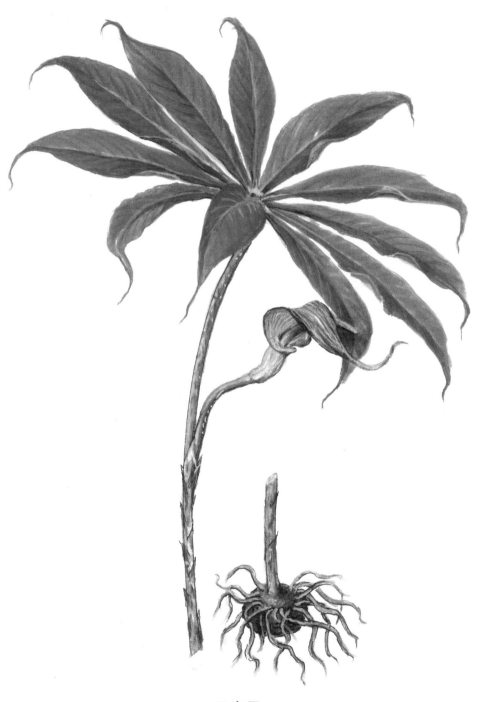

天南星

35. 天麻 tiān má

不行光合作用的腐生植物，
不含叶绿素，与蜜环菌共生。
茎如赤箭无叶，种子细似麻粉；
块根形同芋子，主治惊风头昏。

顶端红芽苞，形似鹦哥嘴；
底处有瘢痕，俗称肚脐眼；
退化须根，围排成点状横纹；
鉴别冬麻，凭三个主要特征。

【来　　源】本品为兰科植物天麻的干燥块茎（未抽茎苔者药材为冬麻）。

【植物形态】多年生腐生草本。全株不含叶绿素。地下块茎肉质，具较密的节；地上茎单一，圆柱形，黄褐色。叶互生，膜质鳞片状，下部鞘状抱茎，无绿叶。总状花序顶生，苞片膜质，狭披针形或线状长椭圆形；萼片和花瓣合生成花被管。蒴果长圆形至长圆状倒卵形。种子多而细小，呈粉尘状。

【性味归经】甘，平。归肝经。

【功能主治】息风止痉，平抑肝阳，祛风通络。用于治疗小儿惊风、癫痫抽搐、破伤风、头痛眩晕、手足不遂、肢体麻木、风湿痹痛。

【经史摘要】始载于《神农本草经》，名赤箭，列为上品，一名离母，一名鬼督邮。《雷公炮炙论》首载"天麻"之名。《吴普本草》："茎如箭赤无叶，根如芋子。"《药性论》："赤箭脂，一名天麻，又名定风草。"《本草纲目》载"赤箭以状而名，独摇、定风以性异而名，离母、合离以根异而名，神草、鬼督邮以功而名。天麻即赤箭之根"，"补益上药，赤箭为第一，世人惑于天麻之说，遂止用之治风，良可惜哉"。《药性赋》："主头眩祛风之药。"

【古诗选录】

香火多相对，荤腥久不尝。黄耆数匙粥，赤箭一瓯汤。

——唐·白居易《斋居》

仙客饵赤箭，其根乃天麻。延年不复老，飞身混烟霞。

——宋·沈辽《谢履道天麻》

名透天麻赤箭芝，御风草似有参差。头眩眼黑医衰老，惊气风痫治小儿。

——清·赵瑾叔《本草诗》

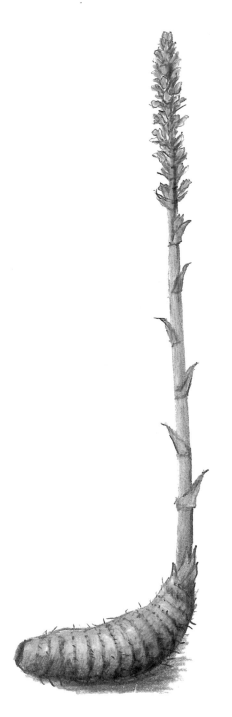

天麻

36. 玉竹 yù zhú

根茎横生多须根，有节似玉；

叶片光莹两相值，对叶如竹。

筒钟小花几连缀，掩冉暗馥；

冠缨下垂名萎蕤，象着仪威。

林下及山坡阴地，处处皆有；

形似黄精而小异，轻身益寿。

主风温自汗灼热，脾胃虚乏；

能生津滋阴润肺，止渴定嗽。

【来　　源】本品为百合科植物玉竹的干燥根茎。

【植物形态】多年生草本。根茎横走，密生多数须根。叶互生，叶7～12，叶片椭圆形至卵状长圆形，叶脉隆起；叶无柄。花腋生，通常1～3朵簇生，花被筒钟状，黄绿色至白色，先端6裂。浆果球形，熟时蓝黑色。

【性味归经】甘，微寒。归肺、胃经。

【功能主治】养阴润燥，生津止渴。用于治疗肺胃阴伤、燥热咳嗽、咽干口渴、内热消渴。

【经史摘要】始载于《神农本草经》，名女萎，列为上品，一名萎蕤。《吴普本草》始名玉竹。《本草经集注》："根似黄精而小异。"《本草纲目》载"草木叶垂之貌。此草根长多须，如冠缨下垂之緌而有威仪，故以名之"，"其叶光莹而象竹，其根多节，故有荧及玉竹、地节诸名"，"其叶如竹，两两相值"。《药性论》："主时疾寒热，内补不足，去虚劳客热，头痛不安。"

【古诗选录】

菡萏写江调，萎蕤缀蓝瑛。　　　　　　　　——唐·韩愈、孟郊《城南联句》

女萎相混义传讹，兔鹿俱尝此草过。玉竹比来如节密，冠缨垂下见须多。
风温湿注功能奏，消渴劳伤病悉瘥。喜遇仙家常服食，华佗秘诀告樊阿。
　　　　　　　　　　　　　　　　　　　　　——清·赵瑾叔《本草诗》

瑞昭礼备，象着威仪。柔筋释结，腴貌生姿。
直标竹箭，垂比缨蕤。表青里白，荧曜春熙。
　　　　　　　　　　　　　　　　　　——清·叶志诜《神农本草经赞》

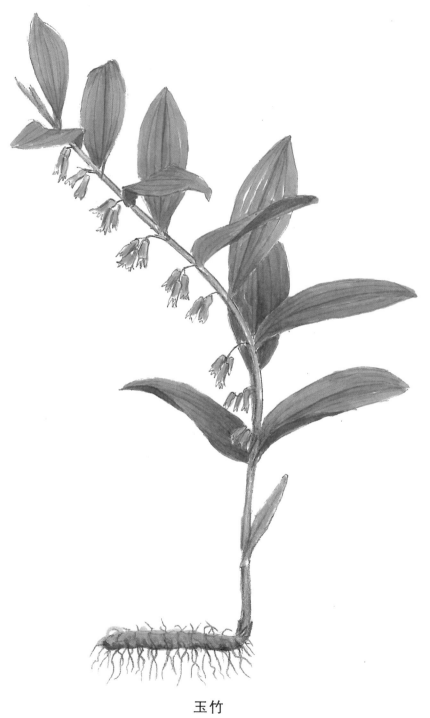

玉竹

37. 石菖蒲 shí chāng pú

气感百阴，蒲类昌盛由此得名；

生于石上，新旧相代四时常青。

叶有剑脊，瘦根密节，花草四雅；

本经①上品之上，药用干燥根茎。

宋苏轼喜石菖蒲，曾为之赋诗；

井花水养，碧玉碗盛，不乏赞词。

性味辛温，开窍祛痰，醒神益智；

效于痰浊内阻，宽中和胃化湿。

【来　　源】本品为天南星科植物石菖蒲的干燥根茎。

【植物形态】多年生草本。根茎芳香。根茎上部分枝丛生，且常被纤维状叶基。叶片薄，线形，基部对折，中部以上平展，先端渐狭，基部两侧膜质，叶鞘上延达叶片中部；无中脉，平行脉多数。花序柄腋生，三棱形。叶状佛焰苞较长，为肉穗花序的2～5倍；花淡黄绿色，两性。浆果绿色，倒卵形，成熟时黄绿色。

【性味归经】辛、苦，温。归心、胃经。

【功能主治】开窍豁痰，醒神益智，化湿开胃。用于治疗神昏癫痫、健忘失眠、耳鸣耳聋、脘痞不饥、噤口下痢。

【经史摘要】始载于《神农本草经》，名菖蒲，列为上品，一名昌阳。《本草图经》始名石菖蒲。《本草纲目》载"菖蒲，乃蒲类之昌盛者"，"生于水石之间，叶有剑脊，瘦根密节，高尺余者，石菖蒲也"，"此草新旧相代，四时常青"。《名医别录》："聪耳目，益心智。"《本草备要》："补肝益心，去湿逐风，除痰消积，开胃宽中。"

【古诗选录】

尔去掇仙草，菖蒲花紫茸。　　　　　　——唐·李白《送杨山人归嵩山》

碧玉碗盛红玛瑙，井花水养石菖蒲。　　——宋·苏轼《赠常州报恩长老》

岳麓溪毛秀，湘滨玉水香。灵苗怜劲直，达节著芬芳。

　　　　　　　　　　　　　　　　　　——宋·姜夔《菖蒲》

天上玉衡散，结根泉石间。　　　　　——宋·王十朋《书院杂咏·石菖蒲》

---

① 本经：指《神农本草经》。

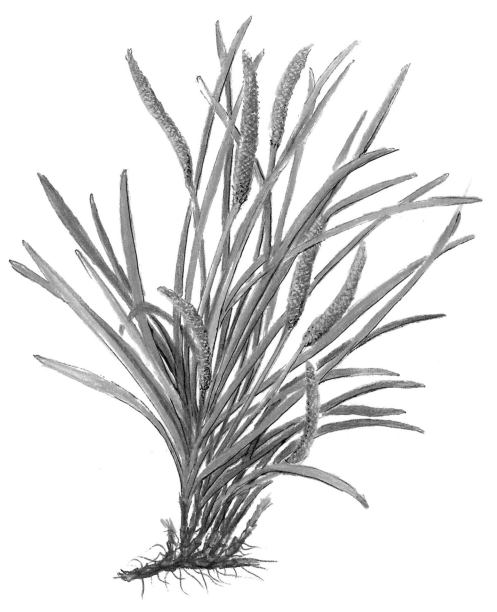

石菖蒲

38. 生姜 shēng jiāng

生姜以地下茎繁殖，生生不已；
我国最早文字记载，见于《礼记》。
许慎说文^①：姜御湿之菜，姜作疆。
传炎帝母为羌族，合羌女为姜。

李时珍称：姜辛不荤，去邪辟恶。
生用发散，熟用和中，蜜煎调和。
发表散寒化痰，堪称止呕圣药；
可药可和，可蔬可果，其利之博。

【来　　源】本品为姜科植物姜的新鲜根茎。其干燥品为干姜。

【植物形态】多年生草本。根茎肥厚，手指状分枝，断面黄白色，有浓厚的辛辣气味。叶互生，排成 2 列，叶片披针形至线状披针形。花葶自根茎中抽出，穗状花序球果状；苞片卵形，淡绿色，顶端有小尖头；花冠黄绿色，裂片 3，披针形。唇瓣中央裂片长圆状倒卵形，有紫色条纹和淡黄色斑点，侧裂片卵形，黄绿色，具紫色边缘。蒴果。

【性味归经】辛，微温。归肺、脾、胃经。

【功能主治】解表散寒，温中止呕，化痰止咳，解鱼蟹毒。用于治疗风寒感冒、胃寒呕吐、寒痰咳嗽、鱼蟹中毒。

【经史摘要】始载于《神农本草经》，名干姜，列为中品。《名医别录》始名生姜。《吕氏春秋》："和之美者，有杨朴之姜。"《本草纲目》载"姜辛而不荤，去邪辟恶"，"蜜煎调和，无不宜之。可蔬可和，可果可药，其利博矣"，"食姜久，积热患目，珍屡试有准"。《药性论》："主痰水，水满下气，主心下急痛、气实、心胸拥膈、冷热气，神效。"《药性赋》："用发散以生姜；干姜暖中。"

【古诗选录】

赠辛非赠甘，此意当自求。　　　　　　　　　　——宋·梅尧臣《答刘原甫寄糟姜》
姜云能损心，此谤谁与雪。请论去秽功，神明看朝彻。
　　　　　　　　　　——宋·朱熹《次刘秀野蔬食十三诗韵 其四 子姜》
酒未敌腥还用菊，性防积冷定须姜。　　　　　　——清·曹雪芹《螃蟹咏》
膻腥拂彻，味美和调。柔尖日莹，老辣霜骄。
含辛比桂，御湿分椒。赠甘非意，雪谤神超。
　　　　　　　　　　——清·叶志诜《神农本草经赞》

---

①说文：指《说文解字》。

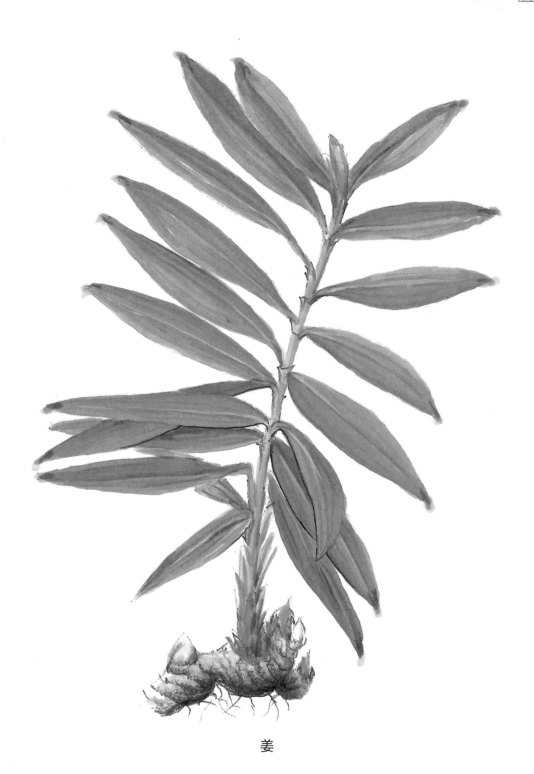

姜

39. 仙茅 xiān máo

此药在唐代，曾一度极为盛行；

因其叶似茅，传久服如仙故名。

西域婆罗门僧，献此药唐太宗；

有如人参一样，补益强壮之功。

唐倍受推崇，宠名为婆罗门参；

《本草纲目》载：性热补三焦命门。

功效温肾阳，壮筋骨祛寒除湿；

治阳痿精冷，疗小便失禁漏崩。

【来　　源】本品为石蒜科植物仙茅的干燥根茎。

【植物形态】多年生草本。根茎直生，外皮褐色，肉质，具环状横纹，须根常丛生。叶基生，线形、线状披针形或披针形，叶脉明显。总状花序常具花4～6；苞片披针形，膜质；花黄色，下部花筒线形，上部6裂。浆果近纺锤状，顶端有长喙。

【性味归经】辛，热；有毒。归肾、肝、脾经。

【功能主治】补肾阳，强筋骨，祛寒湿。用于治疗阳痿精冷、筋骨痿软、腰膝冷痛、阳虚冷泻。

【经史摘要】始载于《雷公炮炙论》。《海药本草》载"生西域。粗细有筋，或如笔管，有节纹理，其黄色多涎"，"主风，补暖腰脚，清安五脏，强筋骨，消食，久服轻身，益颜色"。《本草图经》："叶青如茅而软，复稍阔，面有纵理，又似棕榈。至冬尽枯，春初乃生。三月有花如栀子，黄，不结实。其根独茎而直，傍有短细根相附，肉黄白，外皮稍粗，褐色。"《开宝本草》："久服通神强记。"《本草纲目》："性热，补三焦、命门之药也。"《本草经疏》："仙茅禀火金之气，然必是火胜金微，虽云辛温，其实辛热有毒之药。"《药性赋》："益肾，扶元气虚弱之衰。"

【古诗选录】

仙方上品夸灵种，忽怪灵芝拆紫苞。玉泽返婴看验术，少微山是小三茅。

——宋·齐唐《仙茅》

庾岭仙茅旧有名，随时采服可长生。

——明·张弼《仙茅》

仙茅助阳填骨髓，宿食旋消腹痛已。

——清·张望《古今医诗》

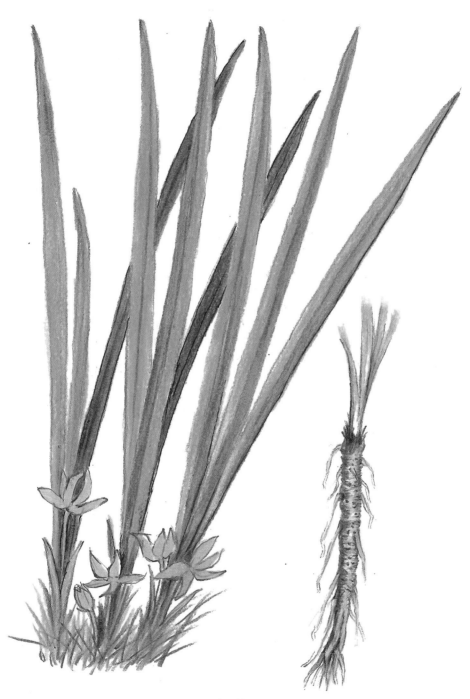

仙茅

40. 百合 bǎi hé

> 百合是世界名花，我国原产；
> 同等入药，还有山丹和卷丹。
> 乳白花冠，喇叭形生于茎顶；
> 药用地下鳞茎，肉质近球形。
>
> 花叶根中逢四向，年年自生；
> 根如葫蒜莲花状，有聚无分。
> 可养阴润肺，效用清心安神；
> 民间吉祥物，团结友好象征。

【来　　源】本品为百合科植物卷丹、百合或细叶百合的干燥肉质鳞叶。

【植物形态】百合，多年生草本，鳞茎卵圆状扁球形。茎直立，淡紫色，被白色棉毛。叶互生，无柄；叶片倒披针形至倒卵形，上部叶常小于中部叶，上部叶腋内常有紫黑色珠芽。花1～4，生于茎顶，下垂，喇叭形，白色，有香味；花被片倒卵形，无斑点，顶端弯而不卷。蒴果长圆形至倒卵形。

【性味归经】甘，寒。归心、肺经。

【功能主治】养阴润肺，清心安神。用于治疗阴虚燥咳、劳嗽咯血、虚烦惊悸、失眠多梦、精神恍惚。

【经史摘要】始载于《神农本草经》，列为中品。《本草经集注》："根如葫蒜，数十片相累。"《本草纲目》载"百合之根，以众瓣合成也，或云专治百合病，故名，亦通"，"百合一茎直上，四向生叶，叶似短竹叶，不似柳叶，五六月茎端开大白花，长五寸，六出，红蕊四垂向下，色亦不红。红者叶似柳，乃山丹也"。《本草衍义》："治伤寒坏后百合病。"《药性赋》："恋肺痨之嗽萎。"

【古诗选录】

有聚无分比蒜强，春苗数尺紫茎长。青苍暗接多重叶，红白争开五月凉。

——宋·董嗣杲《百合花》

堂前种山丹，错落马脑盘。
　　　　　　　　——宋·苏轼《次韵子由所居六咏》
更乞两丛香百合，老翁七十尚童心。

——宋·陆游《窗前作小土山蓺兰及玉簪最后得香百合并种之戏作》

蒜结莲含，夜深香引。四向旁歧，中逢合紧。
味胜蹲鸱，化传结蚓。似柳如萱，莳连畦畛。

——清·叶志诜《神农本草经赞》

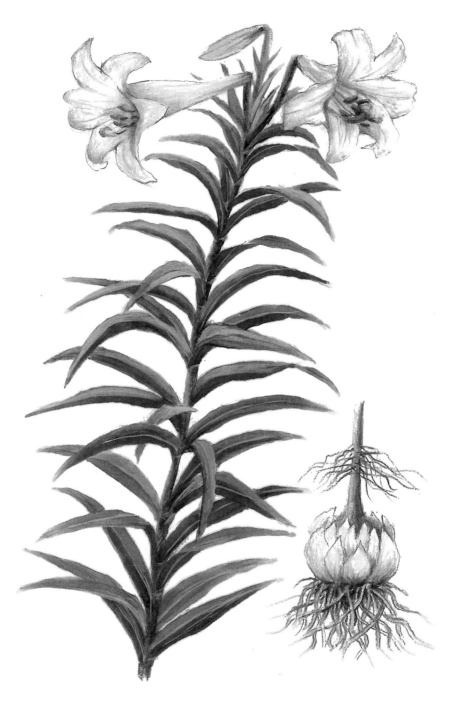

百合

41. 延胡索（元胡）yán hú suǒ（yuán hú）

原产于北方，现主产浙江东阳；

根如半夏色黄，丛生如芋卵样。

叶片形似竹叶，花冠两侧对称；

上花瓣尾延伸长距，奇异特征。

唐称玄胡索，宋避讳改玄为延；

辽避讳帝名延禧，复改玄胡索；

清避帝名玄烨，重用延胡索名。

醋制强性，活血行气止痛一品。

【来　　源】本品为罂粟科植物延胡索的干燥块茎。

【植物形态】多年生草本。全株无毛。茎直立或倾斜，近基部具鳞片1。茎生叶互生，二回三出全裂，一回裂片具柄，裂片披针形至长椭圆形，全缘，较基生叶小而同形。总状花序顶生，具花3～8，花瓣4，淡紫红色，2轮，外轮上部舒展成兜状瓣片，边缘具小齿，中下部延伸成长距，下瓣基部具浅囊状突起，内轮中下部细长成爪。蒴果条形。

【性味归经】辛、苦，温。归肝、脾经。

【功能主治】活血，行气，止痛。用于治疗胸胁、脘腹疼痛、胸痹心痛、经闭痛经、产后瘀阻、跌扑肿痛。

【经史摘要】始载于《本草拾遗》。《雷公炮炙论》："心痛欲死，速觅延胡。"《海药本草》："生奚国，从安东道来。"《开宝本草》："根如半夏，色黄。"《本草纲目》载"能行血中气滞，气中血滞，故专治一身上下诸痛，用之中的，妙不可言"，"能活血化气，第一品药也"。《药性赋》："理气痛血凝，调经有助。"

【古诗选录】

一雨洗郊原，千山锁寒色。底事不须论，元胡口门窄。

——宋·释慧远《偈颂一百零二首》

延胡辛温活血气，血晕崩淋效毕真。温腰暖膝破癥癖，心疼小腹痛证纫。

——清·张望《古今医诗》

荆妃不患心犹痛，华老何愁痢更危。醋止酒行生可破，总于血分治偏宜。

——清·赵瑾叔《本草诗》

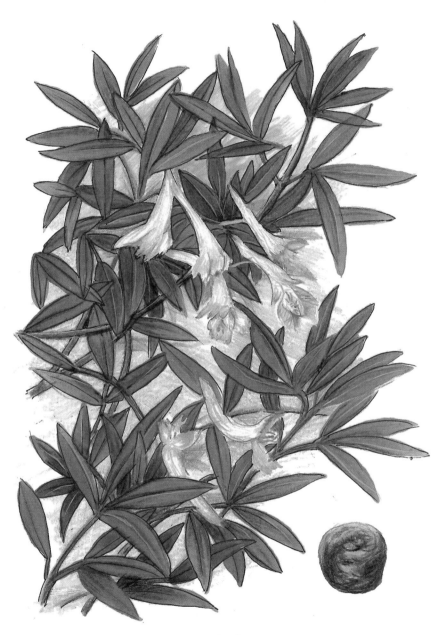

延胡索

42. 知母 zhī mǔ

基生叶禾线形丛出，成群生长；

根状茎横生于地面，密节环状。

宿根分系，初生子根形如蚔蚄；

蚔蚄知母音象，河北易县质良。

张仲景著《伤寒论》，名方白虎汤；

治阳明气分大热，佐其苦寒凉。

上则清肺金以泻火，蒸收火定；

下则润肾燥而滋阴，行气化阳。

【来　　源】本品为百合科植物知母的干燥根茎。

【植物形态】多年生草本。根状茎，为残存的叶鞘所覆盖。叶基生，丛出，线形，先端渐尖，基部渐宽而成鞘状。花葶直立，长于叶，花2～6成1簇，散生在花葶上部呈长总状花序，苞片小，卵形或卵圆形。花粉红色、淡紫色至白色，花被片条形，先端稍内折，边缘较薄，宿存。蒴果狭椭圆形，顶端有短喙。

【性味归经】苦、甘，寒。归肺、胃、肾经。

【功能主治】清热泻火，滋阴润燥。用于治疗外感热病、高热烦渴、肺热燥咳、骨蒸潮热、内热消渴、肠燥便秘。

【经史摘要】始载于《神农本草经》，列为中品，一名蚔母。《礼》："子产犹众人之母也。"《雷公炮炙论》："凡使，先于槐砧上锉细，焙干，木臼杵捣，勿犯铁器。"《本草图经》："根黄色，似菖蒲而柔润，叶至难死，掘出随生，须燥乃止。"《本草纲目》载"宿根之旁，初生子根，状如蚔蚄之状，故谓之蚔母，讹为知母"，"知母之辛苦寒凉，下则润肾燥而滋阴，上则清肺金而泻火，乃二经气分药也"。《药性赋》："止嗽而骨蒸退。"

【古诗选录】

知母消痰而损咳，滑肠利水都无碍。浮肿伤寒颇热烦，有汗骨蒸医士贵。

——清·张望《古今医诗》

根旁生子状如蚔，蚔母相传误作知。火伏肾家犹易泻，热居肺部岂难医。

——清·赵瑾叔《本草诗》

宿根分系，厥状虻蚔。呼聆众母，踵接群儿。

蒸收火定，热濯阴滋。槐砧适性，镔铁相违。

——清·叶志诜《神农本草经赞》

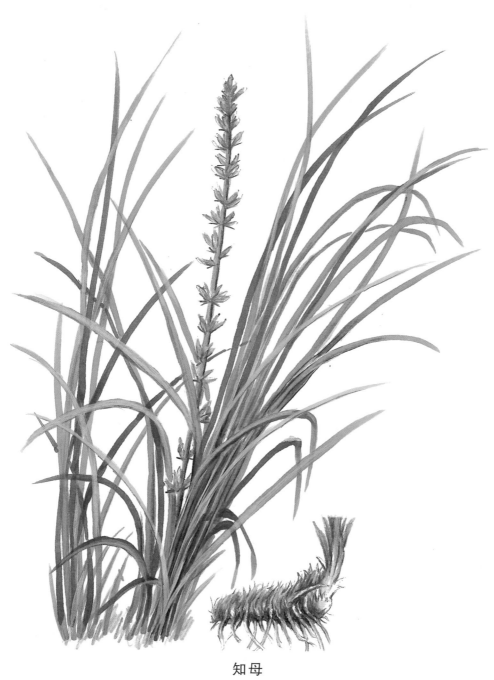

知母

43. 细辛 xì xīn

多年生草本，根状茎密短横生；
基叶常两枚，卵状心形近肾形。
细辛辛温能散，窍通寒湿诸病；
须根密长而细，捻之辛香得名。

从古至今，有不少形似混伪品；
主为同属杜衡，及另科徐长卿。
混伪品或根较粗，或辛味不及；
依药名识药辨优，皆简单易行。

【来　　源】本品为马兜铃科植物北细辛、汉城细辛或华细辛的干燥根和根茎。前两种称"辽细辛"。

【植物形态】北细辛，多年生草本，根茎横走，节上生有多数细长的根，捻之辛香。叶卵状心形或近肾形，先端急尖或钝，基部心形，常两枚。花紫棕色或稀紫绿色单生于叶腋，花期在顶部呈直角弯曲，果期直立；花被管壶状或半球状，喉部稍缢缩，花被裂片三角状卵形，由基部向外反折，贴靠于花被管上。蒴果半球形。

【性味归经】辛，温。归心、肺、肾经。

【功能主治】解表散寒，祛风止痛，通窍，温肺化饮。用于治疗风寒感冒、头痛、牙痛、鼻塞、流涕、鼻衄、鼻渊、风湿痹痛、痰饮喘咳。

【使用注意】不宜与藜芦同用。

【经史摘要】始载于《神农本草经》，列为上品，一名小辛。《吴普本草》："细辛如葵叶，赤黑，一根一叶相连。"《本草纲目》载"叶似小葵，柔茎细根，直而色紫，味极辛者，细辛也"，"气之厚者能发热，阳中之阳也。辛温能散，故诸风寒、风湿、头痛、痰饮、胸中滞气、惊痫者宜用之"。《药性赋》："去头风，止嗽而疗齿痛。"

【古诗选录】

鼻塞头风皆可愈，齿疼目泪悉能痊。细根却喜堪存用，双叶须教急弃捐。

——清·赵瑾叔《本草诗》

细辛辛温辛泄肺，风寒喘嗽塞两鼻。补肝目疾痫惊须，润燥肾家耳病企。
咽喉口齿散浮火，辛香开窍燥烈类。

——清·张望《古今医诗》

杜衡貌似，划伪核真。

——清·叶志诜《神农本草经赞》

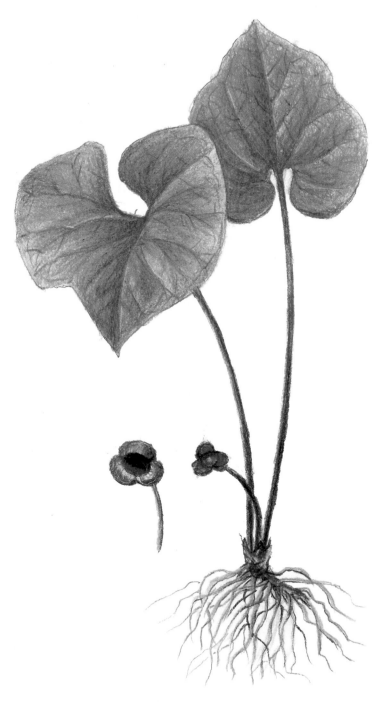

北细辛

44. 重楼 chóng lóu

单茎直立，七叶一轮，重台三叠；
一枝花单生于茎顶，状若重楼。
根状茎稍弯曲如蚤，故名蚤休；
亦名蚩休，治之即休虫蛇之毒。

七叶一枝花是民间通用俗名，
宜阴畏晒喜湿忌燥，多生林荫。
性味苦寒有小毒，疗毒蛇咬伤；
清热解毒，消肿止痛，凉肝定惊。

【来　　源】本品为百合科植物云南重楼或七叶一枝花的干燥根茎。

【植物形态】七叶一枝花，多年生直立草本。根茎肥厚，黄褐色，结节明显，具鳞片状叶及众多须根。叶7～10轮生；叶片披针形、卵状长圆形至倒卵形。外轮花被片绿色，披针形或长卵形；内轮花被片黄色，线形而略呈披针状。蒴果球形，熟时紫色。

【性味归经】苦，微寒；有小毒。归肝经。

【功能主治】清热解毒，消肿止痛，凉肝定惊。用于治疗疔疮痈肿、咽喉肿痛、蛇虫咬伤、跌扑伤痛、惊风抽搐。

【经史摘要】始载于《神农本草经》，名蚤休，列为下品，一名蚩休。《新修本草》首载"重楼"一名。《本草图经》："即紫河车也……叶似王孙、鬼臼等，作二三层……根似肥姜，皮赤肉白。"《本草纲目》："虫蛇之毒，得此治之即休，故有蚤休、螫休诸名。"《本草蒙筌》："一名七叶一枝花。"《本草汇言》："蚤休，凉血去风，解痈毒之药也。但气味苦寒，虽云凉血，不过为痈疽、疮疹、血热致疾者宜用。中病即止，又不可多服久服。"

【古诗选录】

重台荡子妾，黄昏独自伤。
　　　　　　　　　　　　　　——梁·萧纲《药名诗》

七叶一枝花，深山是我家。痈疽如遇者，一似手拈拿。
　　　　　　　　　　　　　——明·李时珍《本草纲目》

如转河车，休哉蚤捷。七叶一枝，重台三叠。
掌运跌承，头昂舌贴。气朗天清，长生陈牒。
　　　　　　　　　　　——清·叶志诜《神农本草经赞》

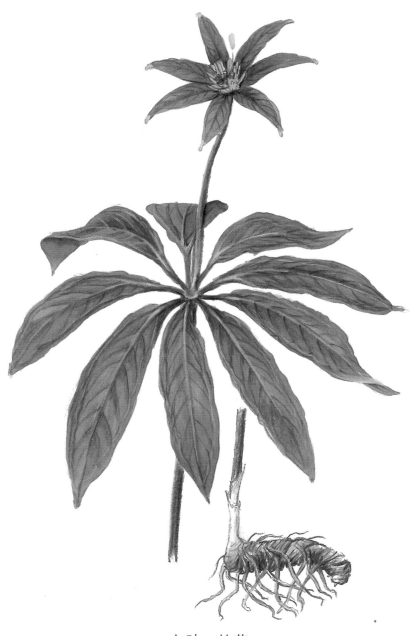

七叶一枝花

45. 黄连 huáng lián

俗语有云：良药苦口利于病。

黄连乃良药味苦，久负盛名。

因其根茎如连珠，标黄坚实；

味连形似鹰鸡爪，品类优质。

历代医家多喜用黄连治病，

首推中医之圣汉代张仲景。

其内含小檗碱，也称黄连素；

功效清热燥湿，且泻火解毒。

【来　　源】本品为毛茛科植物黄连、三角叶黄连或云连的干燥根茎。

【植物形态】黄连，又名川连、味连，多年生草本，根茎黄色，多分枝，密生多数须根。叶全部基生；叶片坚纸质，卵状三角形，3 全裂；中央裂片有细柄，卵状菱形，羽状深裂，边缘有锐锯齿，侧生裂片不等 2 深裂。二歧或多岐聚伞花序；总苞片 3，披针形，羽状深裂，小苞片圆形；萼片 5，黄绿色，窄卵形；花瓣线形或线状披针形。蓇葖果。

【性味归经】苦，寒。归心、脾、胃、肝、胆、大肠经。

【功能主治】清热燥湿，泻火解毒。用于治疗湿热痞满、呕吐吞酸、泻痢、黄疸、高热神昏、心火亢盛、心烦不寐、心悸不宁、血热吐衄、目赤、牙痛、消渴、痈肿疔疮。外治湿疹、湿疮、耳道流脓。

【经史摘要】始载于《神农本草经》，列为上品，一名王连。《本草图经》："以宣城九节坚重相击有声者为胜。"《本草纲目》载"大抵有二种：一种根粗无毛有珠，如鹰鸡爪形而坚实，色深黄；一种无珠多毛而中虚，色黄稍淡"，"其用有六：泻心脏火一也，去中焦湿热二也，诸疮必用三也，去风湿四也，赤眼暴发五也，止中部见血六也"。

【古诗选录】

黄连上草，丹砂之次。御孽辟妖，长灵久视。

骖龙行天，驯马匝地。鸿飞以仪，顺道则利。　　——梁·江淹《黄连颂》

黄连味苦，左右相因。断凉涤暑，阐命轻身。　　——宋·王微《黄连赞》

欲脱布衫携素手，试开病眼点黄连。

　　　　　　　　　　　　　——宋·苏轼《寒食日答李公择三绝次韵》

黄连鸡爪重川西，作颂江淹有品题。　　——清·赵瑾叔《本草诗》

前秋抱腹疾，香连一服佳。　　　　　　——清·袁枚《服药有悟》

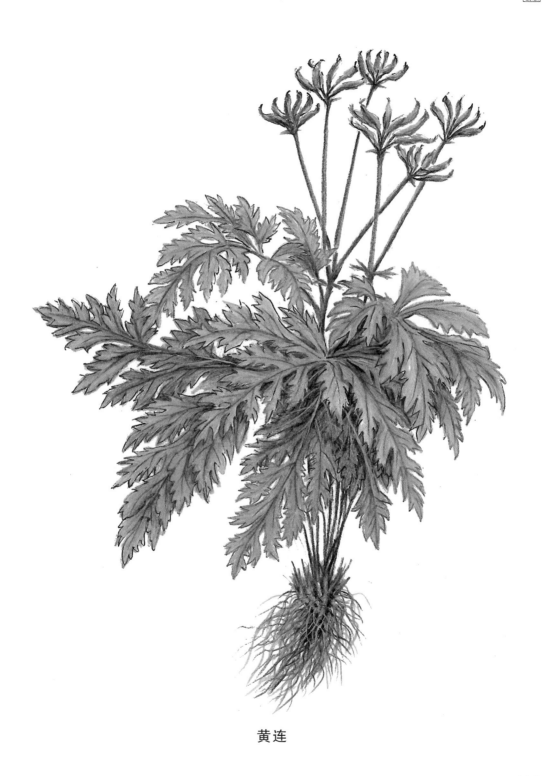

黄连

46. 紫萁贯众 zǐ qí guàn zhòng

贯众来源于多种蕨类植物，
生荒山林缘路边阴湿之地。
根一本而众枝贯故名贯众，
药用根状茎及其叶柄残基。

基生叶有长柄，浑如凤尾鸡翎；
根茎毛芒粗壮，营养储存其中。
有小毒而解毒，治疗疫毒感冒；
清热解毒凉血，祛瘀止痢驱虫。

【来　　源】本品为紫萁科植物紫萁的干燥根茎及叶柄基部。

【植物形态】多年生草本。根茎粗壮，横卧或斜升，无鳞片，叶二型，幼时密被茸毛，营养叶有长柄，叶片三角状阔卵形，顶部以下二回羽状，小羽片长圆形或长圆状披针形，先端钝或尖，基部圆形或宽楔形，边缘有细密的细钝锯齿。孢子叶强度收缩，小羽片条形，沿主脉两侧密生孢子囊，形成长大深棕色的孢子囊穗，成熟后枯萎。

【性味归经】苦、微寒，有小毒。归肺、胃、肝经。

【功能主治】清热解毒，止血，杀虫。用于治疗疫毒感冒、热毒泻痢、痈疮肿毒、吐血、衄血、便血、崩漏、虫积腹痛。

【经史摘要】始载于《神农本草经》，名贯众，列为下品。《尔雅》："叶圆锐，茎毛黑，布地，冬不死。"《本草经集注》："叶大如蕨，其根形色毛芒全似老鸱头。"《本草纲目》载"多生山阴近水处，数根丛生，一根数茎，茎大如箸，其涎滑"，"此草叶茎如凤尾，其根一本而众枝贯之"。《药性赋》："除热毒杀虫于贯众。"

【古诗选录】

贯众有毒而解毒，肥猪软坚骨哽逐。　　　　　　　　——清·张望《古今医诗》

仲父勋名未可邀，一根相贯众枝条。毛芒全似鸱头老，茎叶浑如凤尾娇。

　　　　　　　　　　　　　　　　　　　　　　　——清·赵瑾叔《本草诗》

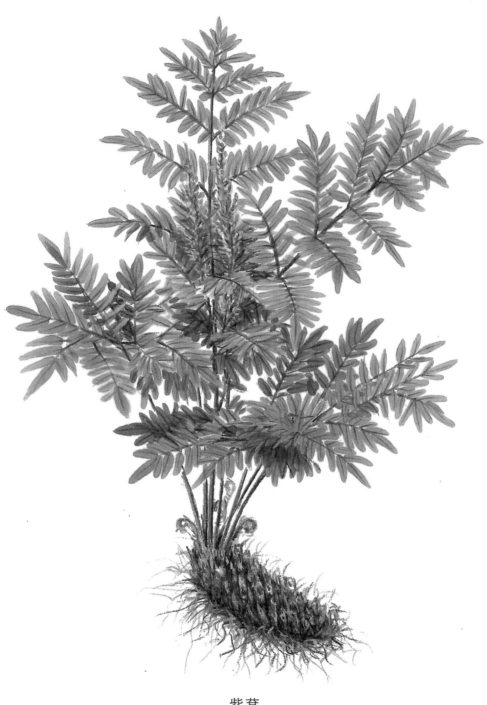

紫萁

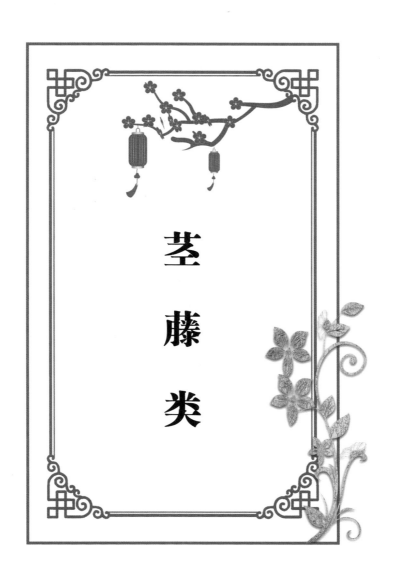

茎藤类

47. 木通 mù tōng

茎有细孔通白汁，绕树藤生；
三叶木通、白木通入药同等。
清心火，利小便，下乳通经；
近代曾发生严重错用误混。

关木通原植物名东北马兜铃，
含较高马兜铃酸，具有毒性。
损害肾脏，是潜在风险之一；
虽已纠正，配药时仍需分清。

【来　　源】本品为木通科植物木通、三叶木通或白木通的干燥藤茎。

【植物形态】木通，落叶木质藤本，全株无毛。枝具条纹，茎具皮孔。掌状复叶，簇生于短枝顶端，叶柄细长，小叶片5，倒卵形或椭圆形，先端圆，常微凹，有短尖，基部圆形或楔形，全缘。总状花序腋生；花单性，雌雄同株。浆果状蓇葖果，长椭圆形或略呈肾形，熟后紫色。

【性味归经】苦，寒。归心、小肠、膀胱经。

【功能主治】利尿通淋，清心除烦，通经下乳。用于治疗淋证、水肿、心烦尿赤、口舌生疮、经闭乳少、湿热痹痛。

【经史摘要】始载于《神农本草经》，名通草，列为中品，一名附支。《药性论》始名木通。《本草经集注》："绕树藤生，汁白，茎有细孔，两头皆通，含一头吹之，则气出彼头者良。"《新修本草》："子长三四寸，核黑瓤白，食之甘美。"《本草纲目》载"有紫、白二色，紫者皮厚味辛，白者皮薄味甘……皆能通利也"，"上能通心清肺，治头痛，利九窍；下能泄湿热，利小便，通大肠，治遍身拘痛"。《药性论》："主治五淋，利小便，开关格，治人多睡，主水肿浮大，除烦热。"

【古诗选录】

通草甘淡泄肺气，肺壅湿热膀胱闭。胸烦燥渴脚软酸，大解艰难须渗利。
而且功能泻丙丁，自使火邪不侵肺。灯苓琥珀泽车瞿，通窍治淋同气味。

——清·张望《古今医诗》

藤支万年，中通营膝。引蔓浆流，解吹气透。
甘受白藏，辛咀紫厚。活苋名同，根寻天寿。

——清·叶志诜《神农本草经赞》

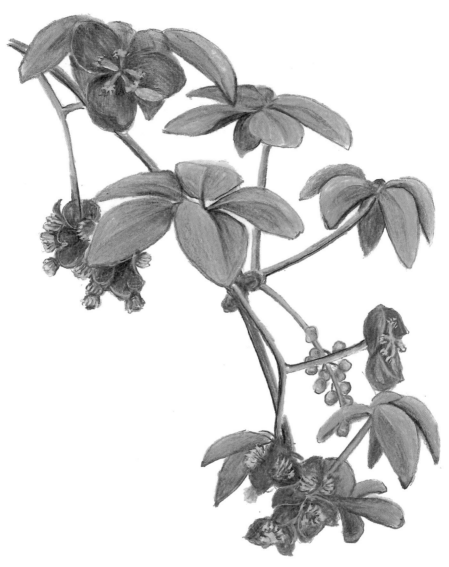

木通

48. 五加皮 wǔ jiā pí

赤灌似藤蔓，有刺可畏名豺漆；

五叶交加良，皮冠五数符天地。

与人参同科，药效与人参相似；

行五行之精，以配应五色之义。

古方多用酒浸，入药主用根皮；

远志为使更良，日饮数杯有益。

治风湿痿痹，疗体虚乏力脚气；

助免疫功能，增强机体抵抗力。

【来　　源】本品为五加科植物细柱五加的干燥根皮。

【植物形态】灌木，有时蔓生状，枝无刺或在叶柄基部单生扁刺。掌状复叶在长枝上互生，短枝上簇生，小叶常为5，倒卵形至倒披针形，边缘有细锯齿。伞形花序腋生或单生于短枝顶端；萼5齿裂；花黄绿色，花瓣5，长圆状卵形，先端尖，开放时反卷。核果浆果状，成熟时黑色。

【性味归经】辛、苦，温。归肝、肾经。

【功能主治】祛风除湿，补益肝肾，强筋壮骨，利水消肿。用于治疗风湿痹病、筋骨痿软、小儿行迟、体虚乏力、水肿、脚气。

【经史摘要】始载于《神农本草经》，列为上品，一名豺漆。《易》："天数五，地数五。"《本草图经》："赤茎又似藤蔓，高三五尺，上有黑刺，叶生五叉作簇者良。四叶、三叶者最多，为次……今江淮吴中，往往以为藩篱。"《本草纲目》载"五叶交加者良"，"治风湿痿痹，壮筋骨"。《药性赋》："坚筋骨以立行。"

【古诗选录】

文章作酒，能成其味，以金买草，不言其贵。　　——汉·谯周《文章草赞》

领得五加酒，全胜九转丹。举杯才入口，老态变童颜。

——明·张弼《谢五加皮酒》

五加风湿疝门祟，审厥所由两路通。明目舒筋藏血海，益精缩便蛰藏宫。

——清·张望《古今医诗》

数符天地，五叶交加。麂篱疏密，豺节权丫。

文章作酒，金玉满车。煮盐加豉，固寿无涯。

——清·叶志诜《神农本草经赞》

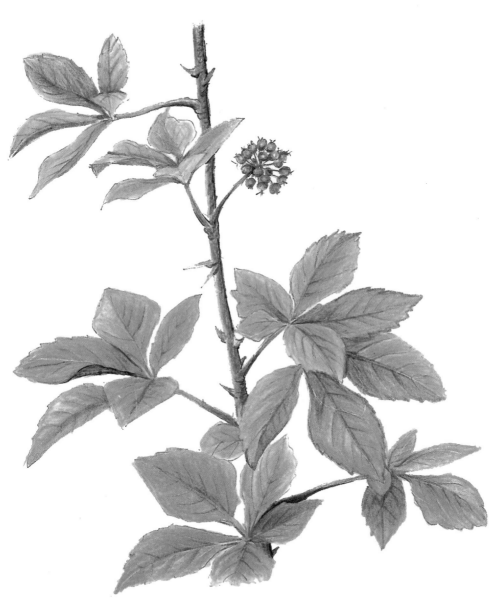

细柱五加

49. 功劳木 gōng láo mù

十大功劳，名称霸气自豪；

全株可药用，浑身上下是宝。

黄色总状花序，立茎顶簇生；

常绿灌木，有阔叶细叶之分。

全株富含黄连素，称小檗碱；

作用与功效，可以比同黄连。

能清热解毒，燥湿活血消肿；

提取小檗碱，原料物美价廉。

【来　　源】本品为小檗科植物阔叶十大功劳或细叶十大功劳的干燥茎。

【植物形态】阔叶十大功劳，常绿灌木。根粗大。茎断面黄色。奇数羽状复叶互生，厚革质；基部扩大抱茎；小叶 7～15，侧生小叶无柄，阔卵形，顶生小叶较大，有柄，先端渐尖，基部阔楔形或近圆形，边缘反卷，每边有 2～8 刺状锯齿。总状花序顶生而直立，6～9 簇生；苞片 1；萼片 9，三轮；花瓣 6，黄褐色，长圆形。浆果卵圆形，成熟时蓝黑色，被白粉。

【性味归经】苦，寒。归肝、胃、大肠经。

【功能主治】清热燥湿，泻火解毒。用于治疗湿热泻痢、黄疸尿赤、目赤肿痛、胃火牙痛、疮疖痈肿。

【使用注意】脾胃虚寒者慎服。

【经史摘要】早记于 1936 年王一仁著《饮片新参》，曰："清肺，止痨嗽，杀虫，通大便。"但由于未有形态描述，难以考其品种。《本经逢原》和《本草纲目拾遗》述及的十大功劳是冬青科植物枸骨。《植物名实图考》载其一："生广信，丛生，硬茎直黑，对叶排比，光泽而劲，锯齿如刺，梢端生长须数茎，结小实似鱼子兰。"其二又一种："叶细长，齿短无刺，开花成簇，亦如鱼子兰。"①

---

①《植物名实图考》载其一："生广信……亦如鱼子兰。"；此述据考为阔叶十大功劳和细叶十大功劳。其现已被《中华人民共和国药典》（2020 年版）作为功劳木的原植物来源收载。

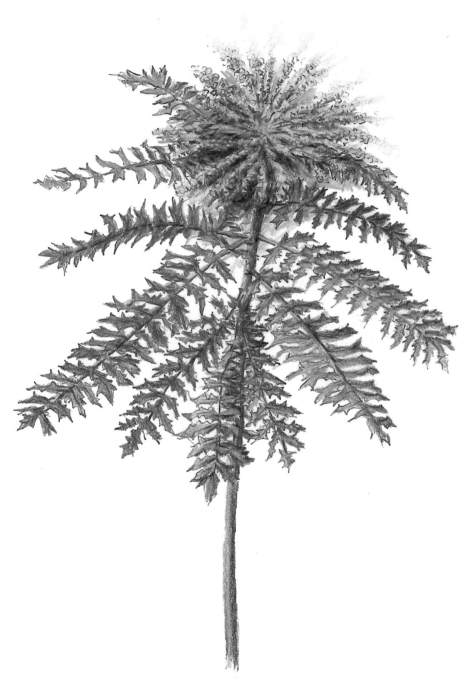

阔叶十大功劳

50. 石斛 shí hú

石斛近千种，有庞大的家族；
喜湿热，附生于树皮或石头。
是常用中药，亦是著名花卉；
古医籍均载，霍山石斛质优。

清热滋阴，益胃生津，号冠金钗；
李时珍也曾对斛字名称不解。
古名觓，其卷球与病羊角相似；
现名斛，是古代抄印笔误所致。

【来　　源】本品为兰科植物金钗石斛、霍山石斛、鼓槌石斛或流苏石斛的栽培品及同属植物近似种的新鲜或干燥茎。

【植物形态】金钗石斛，多年生附生草本，茎丛生，黄绿色，节明显。叶近革质，常3～5生于茎上端，叶片长圆形或长圆状披针形。总状花序自茎节生出，通常具花2～3；苞片卵形；花萼及花瓣白色，末端呈淡红色；萼片3，长圆形；花瓣卵状长圆形，唇瓣近圆卵形，两面被茸毛，近基部的中央具1紫斑；合蕊柱具紫色条纹。蒴果。

【性味归经】甘，微寒。归胃、肾经。

【功能主治】益胃生津，滋阴清热。用于治疗热病津伤、口干烦渴、胃阴不足、食少干呕、病后虚热不退、阴虚火旺、骨蒸劳热、目暗不明、筋骨痿软。

【经史摘要】始载于《神农本草经》，列为上品，一名林兰。《本草纲目》载"石斛名义未详"，"其茎状如金钗之股，故古有金钗石斛之称"，"石斛丛生石上，其根纠结甚繁，干则白软。其茎叶生皆青色，干则黄色。开红花。节上自生根须"，"石斛短而中实，木斛长而中虚"。《药性赋》："平胃气而补肾虚，更医脚弱。"

【古诗选录】

山骨裁方斛，江珍拾浅滩。清池上几案，碎月落杯盘。
老去怀三友，平生困一箪。坚姿聊自儆，秀色亦堪餐。
　　　　　　　　　　　　——宋·苏轼《寄怪石石斛与鲁元翰》

石斛丛生石上多，金钗一股赠娇娥。
　　　　　　　　　　　　——清·赵瑾叔《本草诗》
金钗石斛甘咸淡，脾命直行不须阉。
　　　　　　　　　　　　——清·张望《古今医诗》
整插金钗，攒丛翠障。林窃兰名，节如竹状。
　　　　　　　　　　　　——清·叶志诜《神农本草经赞》

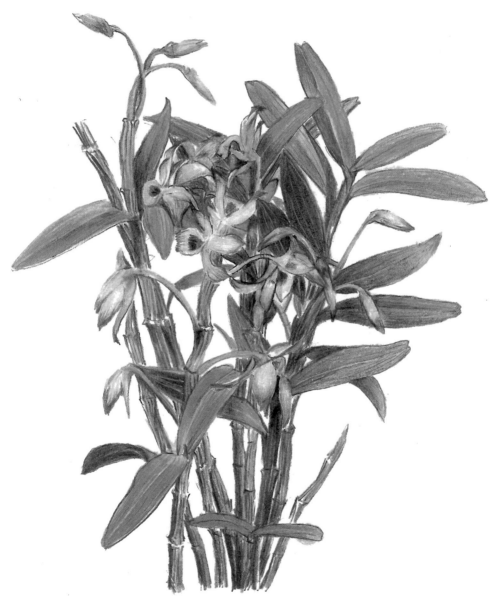

金钗石斛

51. 合欢皮 hé huān pí

木本豆科植物树形高大，
粉红花朵成簇开满盛夏。
长长雄蕊如丝称马缨花，
作行道观赏，供庭院绿化。

羽形小叶随日朝开暮合，
点状皮孔红色状如朱砂。
用此合昏习性皮花医病，
安神解郁、活血消痈靠它。

【来　　源】本品为豆科植物合欢的干燥树皮。

【植物形态】落叶乔木。二回偶数羽状复叶互生，小叶线形至长圆形，向上偏斜。头状花序在枝顶排成圆锥状花序；花粉红色；花萼管状；花冠裂片三角形，花萼、花冠外均被短柔毛，雄蕊多数，基部合生，花丝细长。荚果带状。

【性味归经】甘，平。归心、肝、肺经。

【功能主治】解郁安神，活血消肿。用于治疗心神不安、忧郁失眠、肺痈、疮肿、跌扑伤痛。

【经史摘要】始载于《神农本草经》，名合欢，列为中品。《本草纲目拾遗》始名合欢皮。《新修本草》："此树生叶似皂荚、槐等，极细，五月花发红白色。"《本草图经》："合欢，夜合也。"《本草拾遗》："其叶至暮即合，故名合昏。"《本草衍义》："合欢花，其色如今之醮晕线，上半白，下半肉红，散垂如丝，为花之异，其绿叶至夜则合。"《本草纲目》："安五脏，和心志，令人欢乐无忧。"

【古诗选录】

合昏尚知时，鸳鸯不独宿。
　　　　　　　　　　　　　　　　　——唐·杜甫《佳人》

一树高花冠玉堂，知时舒卷欲云翔。马嘶不动游缨笼，雉尾初开翠扇张。
旧渴未须餐玉屑，嘉名端合纪青裳。云窗雾冷文书静，留取余清散远香。
　　　　——宋·袁桷《玉堂合欢花初开郑潜昭率同院赋诗次韵》

朝看无情暮有情，送行不合合留行。长亭诗句河桥酒，一树红绒落马缨。
　　　　　　　　　　　　　　　　　——清·乔茂才《夜合欢》

植根庭畔，夏景长暄。游缨蘸晕，剪翠滋繁。
来欢蠋忿，迎昼合昏。有情多种，共宿双鸳。
　　　　　　　　　　　　　　——清·叶志诜《神农本草经赞》

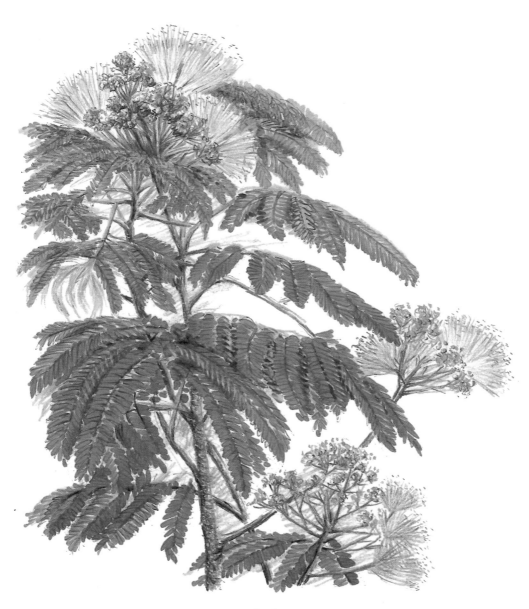

合欢

52. 杜仲 dù zhòng

民间俗语有称藕断丝连，
杜仲树皮折断银白丝牵。
昔有杜仲者服此皮得道，
后以思仲树为名称纪念。

单科独属孤种，古老珍稀；
木材可作拖屐，养脚有益。
本草经①赞，久服轻身耐老。
补肝肾强筋骨，盐炒增效。

【来　　源】本品为杜仲科植物杜仲的干燥树皮。

【植物形态】落叶乔木。树皮灰褐色，粗糙，折断面有白色橡胶丝。单叶互生，叶片椭圆形、卵形或长圆形，边缘有锯齿。花单性，雌雄异株，雄花无花被；雌花单生。翅果扁平，长椭圆形，先端2裂，基部楔形，周围具薄翅。

【性味归经】甘、温。归肝、肾经。

【功能主治】补肝肾，强筋骨，安胎。用于治疗肝肾不足、腰膝酸痛、筋骨无力、头晕目眩、妊娠漏血、胎动不安。

【经史摘要】始载于《神农本草经》，列为上品，一名思仙。《本草图经》："初生嫩叶可食，谓之櫉芽。花、实苦涩，亦堪入药。木可作屐，益脚。"《本草纲目》载"昔有杜仲服此得道，因以名之。思仲、思仙，皆由此义。其皮中有银丝如绵"，"甘温能补，微辛能润。故能入肝而补肾"。《药性论》："能治肾冷臀腰痛也，腰病人虚而身强直，风也。腰不利加而用之。"《药性赋》："益肾而添精，去腰膝重。"

【古诗选录】

杜仲添精筋骨健，遍体机关攸往善。阴间痒湿沥余旋，亦堪治疗如人愿。

——清·张望《古今医诗》

杜仲求仙食此成，即将妙药借佳名。断丝须记寻盐炒，折片休忌用酒倾。

——清·赵瑾叔《本草诗》

杜父仙去，嘉荫翘思。紫封巨植，白折轻丝。
足知为屐，牙效烹葵。形兼榆柘，酥蜜相宜。

——清·叶志诜《神农本草经赞》

---

①本草经：指《神农本草经》。

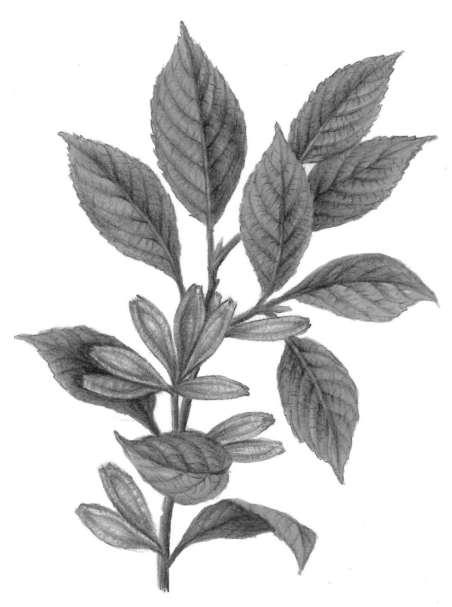

杜仲

53. 厚朴 hòu pǔ

因树皮厚而木质朴，故名厚朴；
依叶端钝圆或凹缺，种分两物。
药用其干燥干皮、根皮和枝皮，
名贵木本药材，列入国家保护。

分布云贵高原以北，秦岭以南；
紫油厚朴嚼而无渣，产川鄂陕。
功效燥湿消痰，温中下气除满；
误用品多为同属树木白玉兰。

【来　　源】本品为木兰科植物厚朴或凹叶厚朴的干燥干皮、根皮及枝皮。

【植物形态】凹叶厚朴，落叶乔木。树皮紫褐色，小枝粗壮。冬芽粗大，圆锥形，芽鳞被浅黄色茸毛。叶柄粗壮，具托叶痕。叶近革质，大形，7～9集生枝顶，长圆状倒卵形，先端凹缺成2钝圆的浅裂片，基部渐狭成楔形。花单生，芳香，花被9～12或更多，外轮3片绿色，盛开时向外反卷，内两轮白色，倒卵状匙形。聚合果长圆形，蓇葖果具喙。

【性味归经】苦、辛，温。归脾、胃、肺、大肠经。

【功能主治】燥湿消痰，下气除满。用于治疗湿滞伤中、脘痞吐泻、食积气滞、腹胀便秘、痰饮喘咳。

【经史摘要】始载于《神农本草经》，列为中品。《本草经集注》："出建平、宜都（今四川东部、湖北西部），极厚，肉紫色为好。"《本草纲目》载"其木质朴而皮厚，味辛烈而色紫赤，故有厚朴、烈、赤诸名"，"皮极鳞皱而厚，紫色多润者佳，薄而白者不堪"，"惟寒胀大热药中兼用，乃结者散之之神药也"。《药性赋》："温胃而去呕胀，消痰亦验。"

【古诗选录】

由来性朴少浮夸，紫色须知种更嘉。刮去粗皮方适用，制来姜汁莫争差。
温中快膈宜先使，下气消痰可速加。呕逆急投平胃散，妊娠误服起喧哗。

——清·赵瑾叔《本草诗》

厚朴苦温气味厚，冷气雷鸣吐味酸。肺胀膨膨上喘咳，腹痛呕逆无时安。
橘苍同用除湿满，黄实偕来实满宽。

——清·张望《古今医诗》

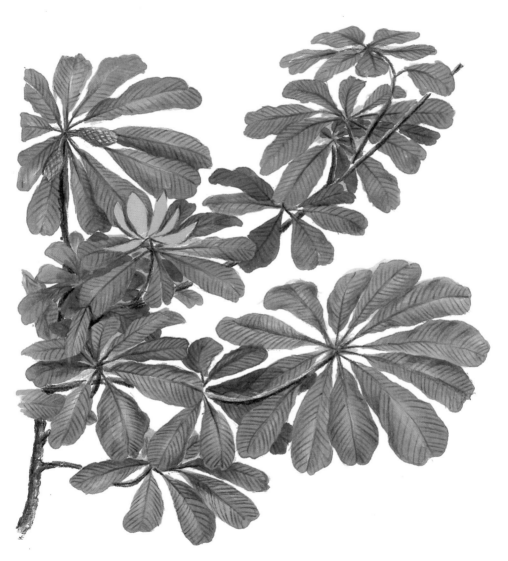

凹叶厚朴

54. 桑寄生 sāng jì shēng

枝叶密被锈色星毛，色泽灰褐；
半寄生于桑榕等树，靠它生活。
还有槲寄生，源于槲寄生科；
浆果富含黏液质，吸引鸟雀。

食后种子随粪便，排至它树；
靠此特性，将后代繁衍传布。
补肝肾强筋骨，祛风湿安胎；
两寄生常混用，但药典①分开。

【来　　源】本品为桑寄生科植物桑寄生的干燥带叶茎枝。

【植物形态】常绿灌木。嫩枝、叶密被锈色星状毛；小枝灰褐色，具细小皮孔。叶对生或近对生；叶片厚纸质，卵形至长卵形。伞形花序，1～2 腋生或生于小枝已落叶腋部，具花 1～4，花序和花被星状毛；苞片鳞片状；花褐色，花托椭圆形或卵球形；副萼环状；花冠花蕾时管状，稍弯，下部膨胀，顶端卵球形，果皮密生小瘤体，成熟果浅黄色。

【性味归经】苦、甘，平。归肝、肾经。

【功能主治】祛风湿，补肝肾，强筋骨，安胎元。用于治疗风湿痹痛、腰膝酸软、筋骨无力、崩漏经多、妊娠漏血、胎动不安、头晕目眩。

【经史摘要】始载于《神农本草经》，名桑上寄生，列为上品，一名寄屑，一名寓木，一名宛童。《雷公炮炙论》始名桑寄生。《本草图经》："叶似龙胆而厚阔。茎短似鸡脚，作树形。"《本草纲目》载"处处虽有，须桑上者佳"，"此物寄寓他木而生，如鸟立于上，故曰寄生、寓木、茑木"，"寄生高者二三尺，其叶圆而微尖，厚而柔，面青而光泽，背淡紫而有茸"。《本经逢原》："性专祛风逐湿，调通血脉。"《药性论》："能令胎牢固，主怀妊漏血不止。"《药性赋》："益血安胎，且止腰痛。"

【古诗选录】

寓形宇内已无多，寓木深承起积痾。吾道不行非一日，妙方端的更如何。

——清·陈恭尹《病足经时郑迈公以桑寄生见贻渐有起色赋此戏柬》

瞻彼菀柔，黄缘苞系。共气分形，缘根附蒂。

——清·叶志诜《神农本草经赞》

---

①药典：指《中华人民共和国药典》(2020 年版)。

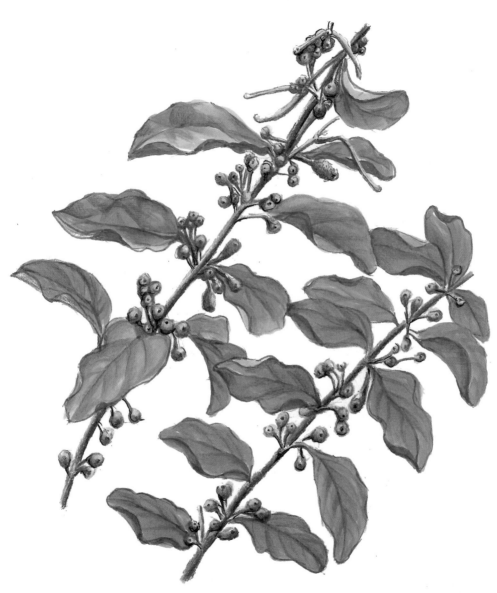

桑寄生

55. 麻黄 má huáng

麻黄北草南树，生境似形亦似；
干旱环境，叶退化成鳞片膜质。
草麻黄是裸子，木麻黄属被子；
雌雄异株，雄花球穗，雌者结实。

麻黄丛生如麻，色黄味麻故名；
蜜炙麻黄，碾后炼蜜炮制成绒。
发汗散寒，护营通卫，利水消肿；
麻黄根能固表止汗，妙用不同。

【来　　源】本品为麻黄科植物草麻黄、中麻黄或木贼麻黄的干燥草质茎。

【植物形态】草麻黄，草本状灌木。木质茎短，常似根茎，葡匐地上或横卧土中；小枝直伸或微曲，绿色，节明显。鳞叶膜质鞘状，下部的 1/2 合生，上部 2 裂，常向外反曲。通常雌雄异株；雄球花多呈复穗状；雌花球单生，成熟时苞片增大，肉质，红色，成浆果状。种子 2，黑红色或灰褐色。

【性味归经】辛、微苦，温。归肺、膀胱经。

【功能主治】发汗散寒，宣肺平喘，利水消肿。用于治疗风寒感冒、胸闷喘咳。

【经史摘要】始载于《神农本草经》，列为中品，一名龙沙。《本草图经》："俗说有雌雄二种，雌者于三月、四月内开花，六月内结子，雄者无花不结子。"《本草纲目》载"麻黄茎头开花，花小而黄，丛生。子如覆盆子，可食"，"麻黄疗伤寒，解肌第一药"，"麻黄乃肺经专药，故治肺病多用之"，"麻黄发汗之气驶不能御，而根节止汗效如影响，物理之妙，不可测度如此"。《药性赋》："表汗以疗咳逆。"

【古诗选录】

麻黄发汗散表邪，痹病以之通阳气。风水里水黄疸家，以及留饮心动悸。
治悸半麻蜜三丸，绿豆米汤日三次。　　　——清·张望《古今医诗》
麻黄汤中用桂枝，杏仁甘草四般施。发热恶寒头项痛，伤寒服此汗淋漓。
　　　——清·汪昂《汤头歌诀·麻黄汤》
节去汗多方可发，沫存心恶不禁烦。　　　——清·赵瑾叔《本草诗》

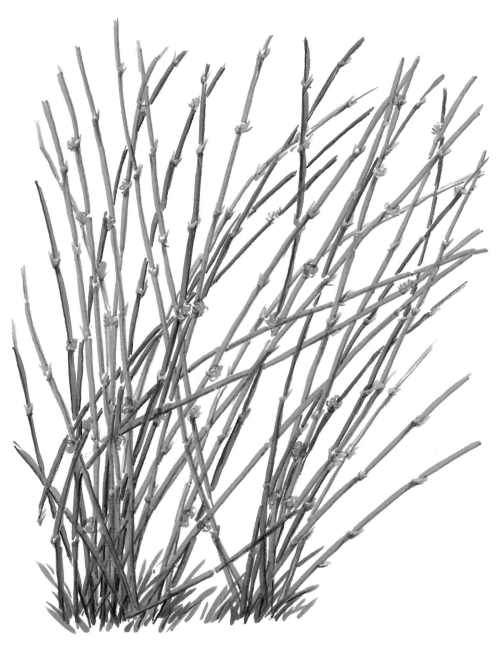

草麻黄

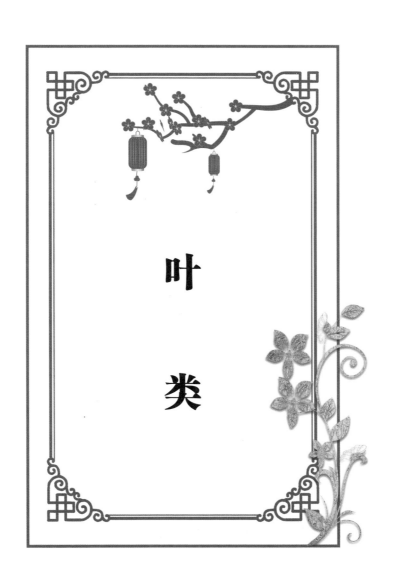

叶类

56. 艾叶 ài yè

孟子曰：犹七年之病，求三年之艾。
药用早记于《尔雅》，称灸草、冰台。
有小毒能散寒止痛，温经止血；
五月五刈山原荒野，端午辟邪。

晋葛洪之妻鲍姑创艾绒作灸，
李时珍家乡蕲春产蕲艾质优。
灸之则透诸经而治百种邪病，
用于治疗吐血、衄血、崩漏、胎漏。

【来　　源】本品为菊科植物艾的干燥叶。

【植物形态】多年生草本。全株密被白色茸毛。叶互生，下部叶在花期枯萎；中部叶卵状三角形或椭圆形，叶片羽状或浅裂，上面被蛛丝状毛，下面被白色或灰色密茸毛；上部叶渐小，3裂或不分裂，无柄。头状花序多数，排成复总状；总苞卵形，苞片4～5层。花带红色，多数，外层雌性，内层两性。瘦果长圆形。

【性味归经】辛、苦，温；有小毒。归肝、脾、肾经。

【功能主治】温经止血，散寒止痛；外用祛湿止痒。用于治疗吐血、衄血、崩漏、月经过多、胎漏下血、少腹冷痛、经寒不调、宫冷不孕，外治皮肤瘙痒。醋艾炭温经止血，用于治疗虚寒性出血。

【经史摘要】始载于《名医别录》，曰："主灸百病。可作煎，止下痢，吐血，下部蜃疮，妇人漏血。"《本草图经》："茎类蒿而叶背白，以苗短者为佳，三月三日，五月五日，采叶暴干，经陈久方可用。"《孟子》："犹七年之病，求三年之艾。"《本草纲目》："可以取太阳真火，可以回垂绝元阳，服之则走三阴，而逐一切寒湿，转肃杀之气为融和，灸之则透诸经，而治百种病邪。"《药性论》："止崩血，安胎，止腹痛。"

【古诗选录】

帘前白艾惊春燕，篱上青桑待晚蚕。　　　——唐·许浑《秋晚怀茅山石涵村舍》

五月五日午，赠我一枝艾，故人不可见，新知万里外。
丹心照夙昔，鬓发日已改。我欲从灵均，三湘隔辽海。

——宋·文天祥《端午即事》

榴花角黍斗时新，今日谁家不酒樽。堪笑江湖阻风客，却随蒿艾上朱门。

——宋·戴复古《扬州端午呈赵帅》

产于山阳，采以端午。治病灸疾，功非小补。　　——明·李言闻《蕲艾赞》

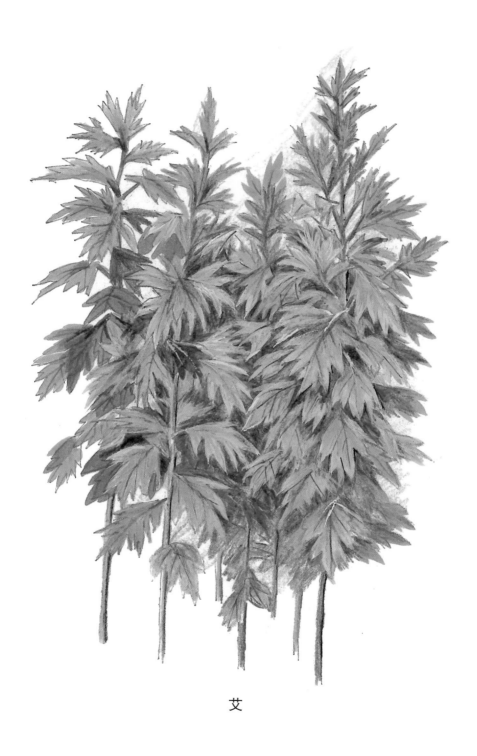

艾

57. 淫羊藿 yín yáng huò

根坚紫溢须柔，茎细直立有棱；
三出复叶细齿，叶薄基部偏心。
多以产地叶形，取定植物种名；
药用地上部分，资源广泛充盈。

俗称三枝九叶草，又名仙灵脾；
循析药名字义，可知效用端倪。
用于男性肾阳虚衰，性障痿痹；
祛风除湿强筋壮骨，阳痿精遗。

【来　　源】本品为小檗科植物淫羊藿、箭叶淫羊藿、柔毛淫羊藿或朝鲜淫羊藿的干燥叶。

【植物形态】淫羊藿，多年生草本。茎直立，有棱。茎生叶2，生于茎顶；二回三出复叶，小叶9，宽卵形或近圆形，边缘有刺齿，两面网脉明显。顶生小叶基部裂片圆形，两侧小叶基部裂片不对称，内侧圆形，外侧急尖。圆锥花序顶生；花白色，外萼片4，狭卵形，带暗绿色，内萼片4，披针形，白色或淡黄色；花瓣4，小。蓇葖果。

【性味归经】辛、甘，温。归肝、肾经。

【功能主治】补肾阳，强筋骨，祛风湿。用于治疗肾阳虚衰、阳痿遗精、筋骨痿软、风湿痹痛、麻木拘挛。

【经史摘要】始载于《神农本草经》，列为中品，一名刚前。《新修本草》："叶形似小豆而圆薄，茎细亦坚，俗名仙灵脾是也。"《本草图经》："关中呼为三枝九叶草。"《本草纲目》载"豆叶曰藿，此叶似之，故亦名藿"，"一茎三桠，一桠三叶……面光背淡，其薄而细齿，有微刺"，"乃手足阳明、三焦、命门药也，真阳不足者宜之"。《药性赋》："疗风寒之痹，且补阴虚而助阳。"

【古诗选录】

及言有灵药，近在湘西原。服之不盈旬，蝥蝱皆腾骞。

——唐·柳宗元《种仙灵毗》

扶阳尽道兴阳好，种子何愁得子难。休为淫羊贪食此，助精随处便行奸。

——清·赵瑾叔《本草诗》

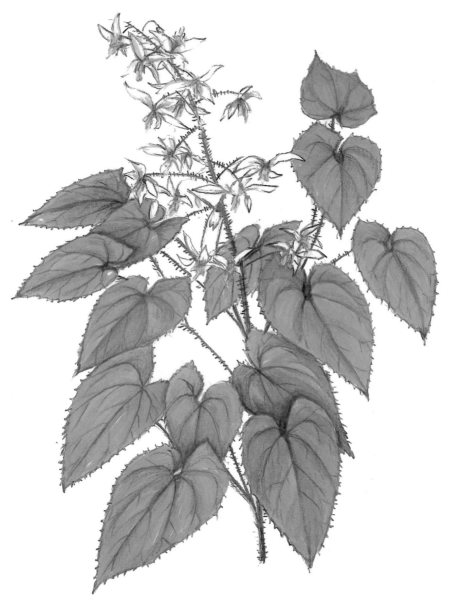

淫羊藿

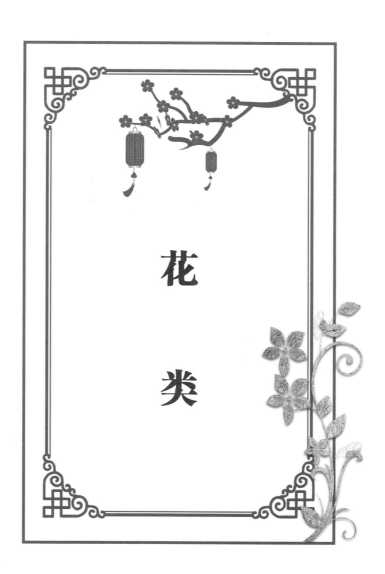

花

类

58. 丁香 dīng xiāng

常绿观赏花木，繁枝诞春纵放；
花蕾香味四溢，形如鸡舌钉状。
未成熟果为母，药力薄而味淡；
未开花蕾为公，香味浓郁力丰。

药形虽有公母性状，医病无妨；
快脾和胃而止吐逆，补肾助阳。
丁香空结雨中愁，南唐李璟名句；
诗人当作愁品咏，真是有点冤枉。

【来　　源】本品为桃金娘科植物丁香的干燥花蕾。

【植物形态】常绿乔木，叶对生，叶片长圆状卵形或倒卵形，全缘。花芳香，顶生，集成聚伞圆锥花序，花萼长管状，先端4裂；花冠白色，稍带淡紫，短管状，4裂。浆果红棕色，长方椭圆形，先端宿存萼片。

【性味归经】辛，温。归脾、胃、肺、肾经。

【功能主治】温中降逆，补肾助阳。用于治疗脾胃虚寒、呃逆呕吐、食少吐泻、心腹冷痛、肾虚阳痿。

【使用注意】不宜与郁金同用。

【经史摘要】始载于《名医别录》，名鸡舌香。《药性论》始名丁香。《开宝本草》："按广州送丁香图，树高丈余，叶似栎叶，花圆细，黄色，凌冬不凋……子如钉，长三四分，紫色。"《本草纲目》："治虚哕，小儿吐泻，痘疮胃虚，灰白不发。"《本草汇言》："暖胃温脾，回阳逐冷之药也。"

【古诗选录】

丁香体柔弱，乱结枝犹垫。细叶带浮毛，疏花披素艳。

——唐·杜甫《江头四咏·丁香》

江上悠悠人不问，十年云外醉中身。殷勤解却丁香结，纵放繁枝散诞春。

——唐·陆龟蒙《丁香》

手卷真珠上玉钩，依前春恨锁重楼。风里花落谁是主？思悠悠。
青鸟不传云外信，丁香空结雨中愁。

——南唐·李璟《摊破浣溪沙·手卷真珠上玉钩》

丁香齿䘌哕反胃，痘疮灰白口作气。腹痛阴酸腰膝寒，此药辛温宜内治。
外塞冷阴瘑肉鼻，乳头破裂盐其际。

——清·张望《古今医诗》

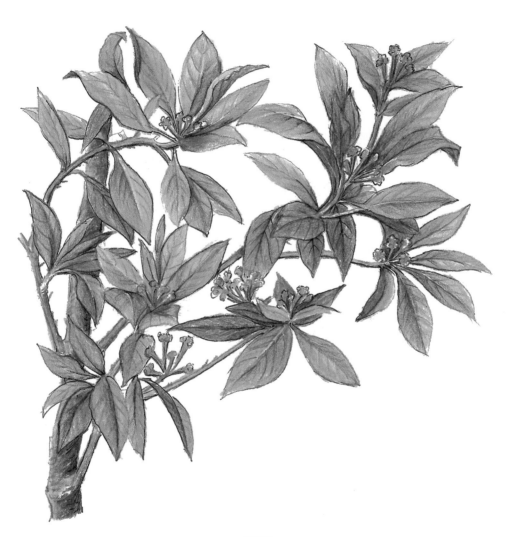

丁香

59. 木槿花 mù jǐn huā

舜华舜英，朝开暮落故名日及；

曰槿曰蕣，犹以存荣一瞬之义。

花形如小葵，淡红色五瓣一花；

茎直长丛立，农家种植为障篱。

叶常三裂，嫩叶可茹作饮代茶；

清热利湿，凉血解毒药用其花。

果实习称朝天子，能清肺化痰；

茎根皮杀虫止痒，亦可治癣顽。

【来　　源】本品为锦葵科植物木槿的干燥花。

【植物形态】落叶灌木。茎直立。叶互生或簇生，三角状卵形或菱形，上部常3裂，边缘有不规则锯齿，叶柄被棕色星状毛。花白色、淡紫色或紫红色，单生于叶腋；小苞片6～8，条形；萼钟形，裂片5，有星状毛；花冠钟形，花瓣5或重瓣，有红色大斑点，离生。蒴果卵圆形，先端有尖嘴，密生星状茸毛。

【性味归经】甘、苦，凉。归脾、肺、肝经。

【功能主治】清热利湿，凉血解毒。用于治疗肠风泻血、赤白下痢、痔疮出血、肺热咳嗽、咯血、血带、疮疖痈肿、烫伤。

【经史摘要】始载于《日华子本草》。《本草衍义》："木槿花如小葵，淡红色，五叶成一花，朝开暮敛，湖南北人家多种植为篱障，花与枝两用。"《本草纲目》载"此花朝开暮落，故名日及。曰槿曰蕣，犹仅荣一瞬之义也"，"种之易生，嫩叶可茹，作饮代茶。今疡医用皮治疮癣"，"木槿皮及花，并滑如葵花，故能润燥。色如紫荆，故能活血"。

【古诗选录】

有女同车，颜如舜华……有女同行，颜如舜英。

——先秦《诗经·有女同车》

园花笑芳年，池草艳春色。犹不如槿花，婵娟玉阶侧。

芬荣何夭促，零落在瞬息。岂若琼树枝，终岁长翕赩。

——唐·李白《咏槿》

小人槿花心，朝在夕不存。

——唐·孟郊《审交》

爱花朝朝开，怜花暮即落。

——元·舒頔《木槿》

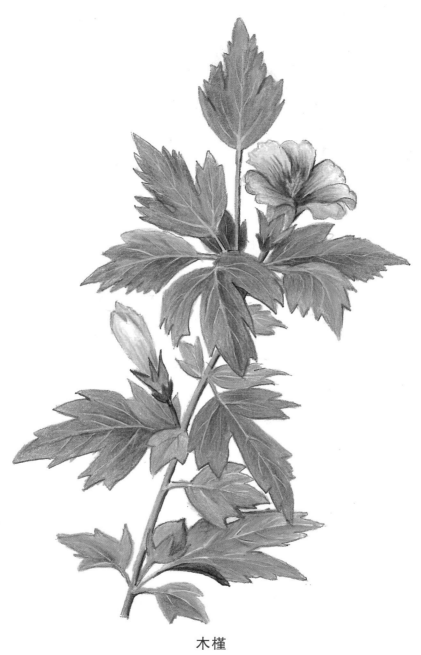

木槿

60. 月季花 yuè jì huā

月季花玫瑰花，性味功效相近；
刺叶稍有差异，株形难以分清。
花店售的玫瑰，大多数是月季；
玫瑰小叶较多，钩刺毛刺细密。

月季花栽培品种多，颜色各异；
长蔓硬刺千叶厚瓣，逐月开放。
月季花主活血调经，疏肝解郁；
玫瑰花主和血调经，理气解郁。

【来　　源】本品为蔷薇科植物月季的干燥花。

【植物形态】常绿或半常绿直立灌木。小枝有钩刺或无刺。羽状复叶，小叶3～5，宽卵形或卵状长圆形，边缘有锐锯齿，两面无毛；叶柄及叶轴疏生皮刺及腺毛；托叶大部贴叶柄，边缘有腺毛或羽裂。花单生或数朵聚生成伞房状；萼片卵形，重瓣花，花瓣红色或玫瑰色，微香。蔷薇果卵圆形或梨形，红色，萼片宿存。

【性味归经】甘，温。归肝经。

【功能主治】活血调经，疏肝解郁。用于治疗气滞血瘀、月经不调、痛经、闭经、胸胁胀痛。

【经史摘要】始载于《本草纲目》，载"处处人家多栽插之，亦蔷薇类也，青茎长蔓硬刺，叶小于蔷薇，而花深红，千叶厚瓣，逐月开放，不结子也"，"甘，温，无毒"，"活血，消肿，傅毒"。《药性集要》："活血月经调。"

【古诗选录】

只道花无十日红，此花无日不春风。一尖已剥胭脂笔，四破犹包翡翠茸。
别有香超桃李外，更同梅斗雪霜中。折来喜作新年看，忘却今晨是季冬。

——宋·杨万里《腊前月季》

花开花落无间断，春来春去不相关。牡丹最贵惟春晚，芍药虽繁只夏初。
唯有此花开不厌，一年长占四时春。

——宋·苏轼《月季》

一番花信一番新，半属东风半属尘。惟有此花开不厌，一年长占四时春。

——明·张新《月季花》

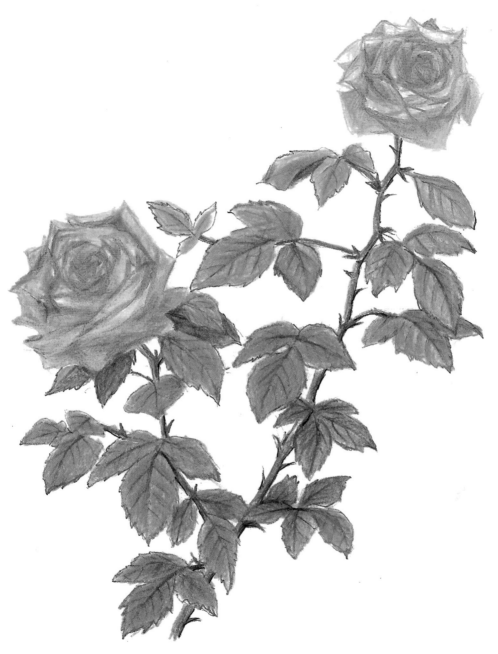

月季

61. 金银花 jīn yín huā

多年生半常绿左缠绕灌藤，

植根于山坡溪谷庭院花棚。

茎中空，凌冬不凋故名忍冬；

茎枝藤，清热解毒通络疏风。

对叶腋一簇两花，芳香淡雅；

唇形花先白后黄，称金银花。

熬膏酿酒蒸露，物贱品高殊效；

清热解毒疗痈，表里双解靠它。

【来　　源】本品为忍冬科植物忍冬的干燥花蕾或待开放的花。

【植物形态】多年生半常绿藤本。茎中空，多分枝，幼枝密被短柔毛和腺毛。叶对生，纸质；叶片卵形、长圆状卵形或卵状披针形，全缘，两面和边缘均被短柔毛。花成对腋生，苞片 2，叶状；花萼 5 齿裂；花冠唇形，上唇 4 浅裂，先白色，后变金黄色。浆果球形，成熟时蓝黑色。

【性味归经】甘，寒。归肺、心、胃经。

【功能主治】清热解毒，疏散风热。用于治疗痈肿疔疮、喉痹、丹毒、热毒血痢、风热感冒、温病发热。

【经史摘要】始载于《名医别录》，名忍冬 列为上品。《履巉岩本草》始名金银花。《本草纲目》载 "附树延蔓，茎微紫色，对节生叶……一蒂两花二瓣，一大一小，如半边状，长蕊。花初开者，蕊瓣俱色白，经二三日，则色变黄。新旧相参，黄白相映，故呼金银花"，"主治寒热身肿，久服轻身，长年益寿"。《本草正》："其性微寒，善于化毒，故治痈疽、肿毒、疮癣、杨梅、风湿诸毒，诚为要药。"

【古诗选录】

金银赚尽世人忙，花发金银满架香。蜂蝶纷纷成队过，始知物态也炎凉。

——清·蔡淳《金银花》

记得炎天香气浓，深黄淡白绕如龙。蓬门不识金银气，唤取芳名作忍冬。

——清·刘荫《忍冬藤》

金银藤合两鸳鸯，最喜凌冬耐雪霜。

——清·赵瑾叔《本草诗》

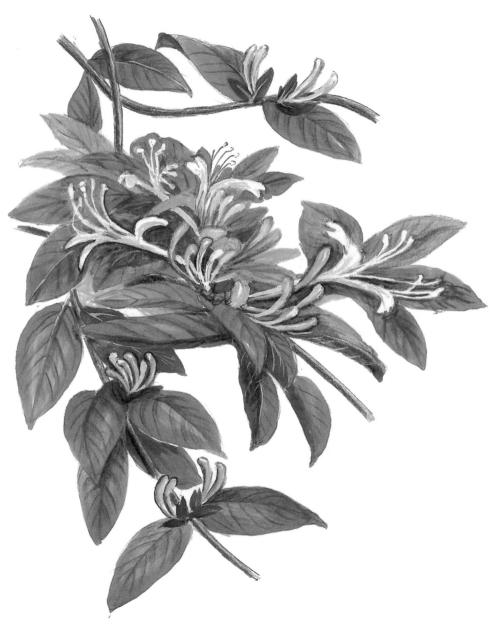

忍冬

62. 洋金花 yáng jīn huā

原产印度，梵语音译为曼陀罗；

源属茄科，疗诸风治惊痫肛脱。

东汉华佗，手术麻醉配麻沸散；

《水浒传》记，蒙汗迷药用它制作。

李时珍亲赴武当山采集探索，

不惜以身试药，体验麻醉效果。

全株均有大毒，种子毒犹最甚；

用于麻醉止痛，依典慎用禁用。

【来　　源】本品为茄科植物白花曼陀罗干燥花。

【植物形态】一年生草本，全株近无毛。茎直立，圆柱形，基部木质化，上部呈叉状分枝。叶互生，上部叶近对生；叶片宽卵形、长卵形或心脏形，叶背面脉隆起。花单生枝权间或叶腋；花萼筒状，淡黄绿色，先端5裂，裂片三角形，先端尖；花冠管漏斗状，下部直径渐小，向上扩大成喇叭状，白色，具5棱；裂片5，三角形，先端长尖。蒴果圆球形或扁球状，外被疏短刺，熟时褐色，不规则4瓣裂。

【性味归经】辛，温；有毒。归肺、肝经。

【功能主治】平喘止咳，解痉定痛。用于治疗哮喘咳嗽、脘腹冷痛、小儿慢惊，亦用于外科麻醉。

【使用注意】孕妇，外感及痰热咳喘、青光眼、高血压及心动过速患者禁用。

【经史摘要】早在三国时期，华佗使用洋金花配制"麻沸散"，行外科手术。宋《履巉岩本草》附有洋金花图。《药物图考》始名洋金花。《本草纲目》载"曼陀罗，梵言杂色也"，"春生夏长，独茎直上……叶如茄叶……（花）状如牵牛花而大"，"诸风及寒湿脚气，煎汤洗之。又主惊痫及脱肛，并入麻药"。《生草药性备要》："少服止痛，通关利窍，去头风。"

【古诗选录】

我圃殊不俗，翠蕤敷玉房。秋风不敢吹，谓是天上香。

烟迷金钱梦，露醉木藻妆。同时不同调，晓月照低昂。

——宋·陈与义《曼陀罗》

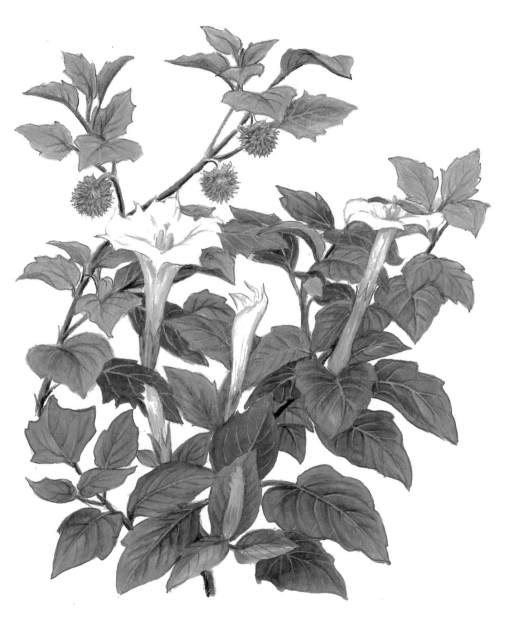

白花曼陀罗

63. 菊花 jú huā

菊科逾三万种，被子植物之冠；
进化程度高，多数可附物风传。
菊科药用植物，各属种类颇多；
药用菊花品种，也依产地纷繁。

亳菊滁菊贡菊杭菊，品品不同；
均以产地冠名，承显地道传统。
适用外感风热，眩晕目赤肿痛；
野菊偏重清热，解祛疔疖痈肿。

【来　　源】本品为菊科植物菊的干燥头状花序，为栽培种。按产地和加工方法不同，有"亳菊""滁菊""贡菊""杭菊"等。

【植物形态】多年生草本。茎直立，多有分枝。叶互生，有短柄；叶片卵形至披针形，羽状浅裂或半浅裂，下面被白色短柔毛。头状花序，单个或数个集生于茎枝顶端；总苞片多层，外层绿色，条形，边缘膜质，外面被柔毛；舌状花白色、红色、紫色或黄色。瘦果不发育。

【性味归经】甘、苦，微寒。归肺、肝经。

【功能主治】散风清热，平肝明目，清热解毒。用于治疗风热感冒、头痛眩晕、目赤肿痛、眼目昏花、疮痈肿毒。

【经史摘要】始载于《神农本草经》，名鞠华，列为上品，一名节华。《礼记·月令》："季秋之月，鞠有黄华。"《本草纲目》："菊之品凡百种，宿根自生，茎叶花色，品品不同。"《药性赋》："明目而清头风。"《珍珠囊补遗药性赋》："（甘菊花）散八风上注之头眩，止两目欲脱之泪出。"

【古诗选录】

朝饮木兰之坠露兮，夕餐秋菊之落英。	——战国·屈原《离骚》
不是花中偏爱菊，此花开尽更无花。	——唐·元稹《菊花》
飒飒西风满院栽，蕊寒香冷蝶难来。	——唐·黄巢《题菊花》
宁可枝头抱香死，何曾吹落北风中。	——宋·郑思肖《寒菊》
毫端蕴秀临霜写，口角噙香对月吟。	——清·曹雪芹《红楼梦》
采周四时，德包五美。	——清·叶志诜《神农本草经赞》

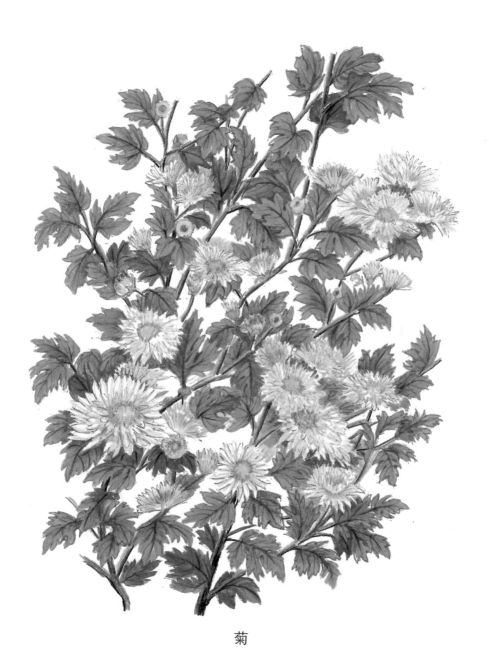

菊

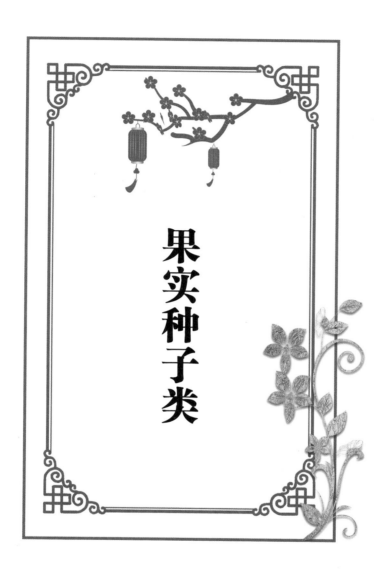

果实种子类

64. 大枣 dà zǎo

大曰枣小曰棘，皆有针刺会意；
耐干旱硬木质，百果唯枣凡鄙。
《诗经》有云：八月剥枣，十月获稻。
枣喻早生贵子，婚庆置此如意。

通行九窍，助十二经，缓和药性；
大枣麦芽甘草，组方名脑乐静。
各种营养丰富，誉称维生素丸；
药食同源，普惠万民，欢欣百姓。

【来　　源】本品为鼠李科植物枣的干燥成熟果实。

【植物形态】落叶小乔木，枝成"之"字形弯曲，具成对的托叶刺。单叶互生，纸质，叶片卵形、卵状椭圆形，边缘具细锯齿，基生三出脉。花小，黄绿色，两性，集成聚伞花序；萼5裂，裂片卵状三角形；花瓣5，倒卵圆形，基部有爪。核果长圆形或长卵圆形，核两端锐尖。

【性味归经】甘，温。归脾、胃、心经。

【功能主治】补中益气，养血安神。用于治疗脾虚食少、乏力便溏、妇人脏躁。

【经史摘要】始载于《神农本草经》，列为上品。《吴普本草》："主调中益脾气，令人好颜色，美志气。"《本草经集注》："道家方药，以枣为佳饵。其皮利，肉补虚，所以合汤皆擘之也。"《本草纲目》载"枣木赤心有刺，四月生小叶，尖觥光泽，五月开小花，白色微青"，"安中，养脾气，平胃气，通九窍，助十二经"。《药性赋》："和药性以开脾。"

【古诗选录】

八月剥枣，十月获稻。为此春酒，以介眉寿。　　　　——先秦《诗经·七月》
建国辨方，外朝九棘。因材制义，赤心鲠直。　　　　——晋·郭璞《枣赞》
人言百果中，唯枣凡且鄙。　　　　　　　　　——唐·白居易《杏园中枣树》
广庭筋圣寿，以此参肴蔌。　　　　　　　　　　——宋·王安石《赋枣》
大枣滋脾润心肺，生津悦色调营卫。以此增加和百药，发他脾胃升腾气。

　　　　　　　　　　　　　　　　　　　　——清·张望《古今医诗》

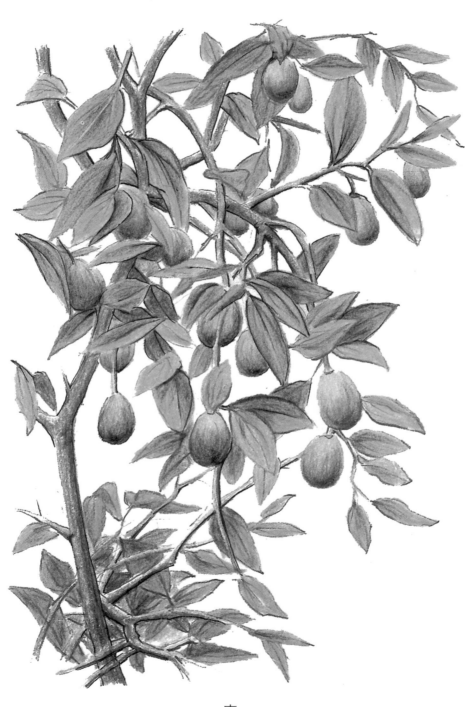

枣

65. 山楂 shān zhā

果实缀满枝头，色泽艳丽胭红；
依产地和品种，南北山楂不同。
南山楂生南方果小，北山楂大；
北山楂是山楂变种，名山里红。

生于山野荒林，酸涩如楂故名；
消食积散瘀血，驱绦虫涤痰饮。
虽野生非名贵，是营养丰富品；
北山楂制冰糖葫芦，源于北京。

【来　　源】本品为蔷薇科植物山里红或山楂的干燥成熟果实。

【植物形态】山楂，落叶乔木，通常有枝刺。单叶互生，叶片宽卵形或三角状卵形，羽状分裂，先端渐尖，基部宽楔形，边缘有不规则重锯齿。伞房花序，萼钟筒状，5齿裂；花瓣5，白色，倒卵形或近圆形。梨果近球形，深红色，有黄白色小斑点。

【性味归经】酸、甘，微温。归脾、胃、肝经。

【功能主治】消食健胃，行气散瘀，化浊降脂。用于治疗肉食积滞、胃脘胀满、泻痢腹痛、瘀血经闭、产后瘀阻、心腹刺痛、胸痹心痛、疝气疼痛、高脂血症。

【经史摘要】始载于《神农本草经集注》，名羊梂、鼠查。《本草衍义补遗》始名山楂。郭璞注《尔雅》："杬树如梅，其子大如指头，赤色似小柰，可食，此即山楂也。"《本草图经》："棠梂子生滁州。三月开白花，随便结实，采无时。彼人用治下痢及腰疼有效。"《本草纲目》载"山楂味似楂子，故亦名楂"，"赤瓜、棠梂、山楂一物也"，"化饮食，消肉积癥瘕，痰饮痞满吞酸，滞血痛胀"。

【古诗选录】

行路迢迢入谷斜，系驴来憩野人家。山童负担卖红果，村女缘篱采碧花。

——宋·陆游《出游》

南楂不与北楂同，妙制金糕数汇丰。色比胭脂甜如蜜，解酒消食有兼功。
露水白时山里红，冰糖晶映市中融。

——清·杨静亭《都门杂咏》

山楂又叫棠梂子，肉积吞酸皆仗尔。儿枕恶露汤翻澜，略合沙饧有意旨。
配作藿香疝气瘳，肠风一旦腥膻洗。

——清·张望《古今医诗》

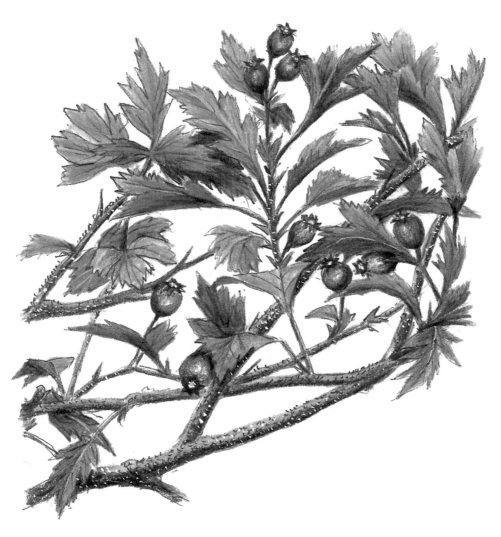

山楂

66. 女贞子 nǚ zhēn zǐ

古名贞固，亦称蜡树或四季青；
作行道树，园林庭院常绿蔽荫。
六月开花结实，一直青而不熟；
树上隔年蕴育，长达八月之久。

果经寒冬变紫变黑，初春采收；
吸天地灵气，积营养精华更优。
能滋养肝肾，强腰膝，乌须明目；
含齐墩果酸，可强心降脂护肝。

【来　　源】本品为木樨科植物女贞的干燥成熟果实。

【植物形态】常绿灌木或乔木。枝条黄褐色，疏生圆形或长圆形皮孔。单叶对生，叶片革质，卵形或椭圆形；圆锥花序顶生；花无梗或近无梗，花萼无毛。浆果状核果肾形或近肾形，深蓝黑色，成熟时呈红黑色，被白粉。果期7月至翌年5月。

【性味归经】甘、苦，凉。归肝、肾经。

【功能主治】滋补肝肾，明目乌发。用于治疗肝肾阴虚、眩晕耳鸣、腰膝酸软、须发早白、目暗不明、内热消渴、骨蒸潮热。

【经史摘要】始载于《神农本草经》，名女贞实，列为上品。《本草正》始名女贞子。《典术》："女贞木乃少阴之精，故冬不落叶。"《本草经集注》："叶茂盛，凌冬不凋，皮青肉白。"《本草纲目》载"此木凌冬青翠，有贞守之操，故以贞女状之"，"近时以放蜡虫，故俗呼为蜡树"，"女贞、冬青、枸骨，三树也"，"其花皆繁，子并累累满树，冬月鸲（qú）鹆（yù）喜食之，木肌皆白腻"，"强阴，健腰膝，变白发，明目"。

【古诗选录】

千千石楠树，万万女贞林。山山白鹭满，涧涧白猿吟。

——唐·李白《秋浦歌十七首》

过雨梅无半个黄，冬青枝上雪花香。不须更要风吹面，看著青林意自凉。

——宋·杨万里《晓登多稼亭三首》

贞固称名，冻青类族。德育阴精，质森刚木。蜡放花凝，鹆来果熟。

——清·叶志诜《神农本草经赞》

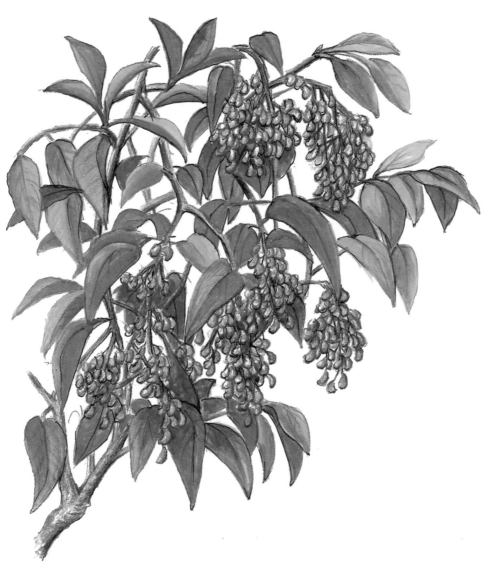

女贞

67. 无花果 wú huā guǒ

药称无花果，并非没有花；
雌花雄花株异，藏生隐头花序。
隐头花序，发育成梨形隐头果；
瘦果细密，生于肉质囊状内壁。

虽出山野中，农圃多培植；
不入浮华世，愿为药与食。
清热润燥，能开胃健脾治痔；
性味甘平，止咳泻并催乳汁。

【来　　源】本品为桑科植物无花果的干燥果实。

【植物形态】落叶灌木或小乔木，具白色乳汁。单叶互生，厚纸质；托叶卵状披针形；叶片掌状3～7裂，少有不裂，边缘波状或有粗齿。雌雄异株，雄花着生于瘿花花序托内面上半部；雌花生在另一花序托中。隐头果梨形，其花序轴肉质化并内陷成囊状，囊的内壁上着生许多小瘦果。熟时紫黑色。

【性味归经】甘，平。归肺、脾、大肠经。

【功能主治】润燥，止咳，止泻，催乳。用于治疗久泻不止、乳汁缺少、咽痛、燥咳、痔疮。

【经史摘要】始载《救荒本草》，曰："生山野中，今人家园圃中亦栽。"《本草纲目》载"枝柯如枇杷树，三月发叶如花构叶，五月内不花而实，实出枝间，状如木馒头，其内虚软……熟则紫色，软烂甘味如柿而无核也"，"叶有五丫如蓖麻，无花而实，色赤类椑柿，一月而熟，味亦如柿"，"实……开胃，止泄痢，治五痔，咽喉痛"。

【古诗选录】

推情不入世浮华，百卉多妍莫漫夸。果熟人间桃少核，味同海上枣如瓜。
已空色相无花吐，为怕烟尘留叶遮。一种禅机清熟脑，婆娑窗外碧笼纱。

——清·安定《无花果》

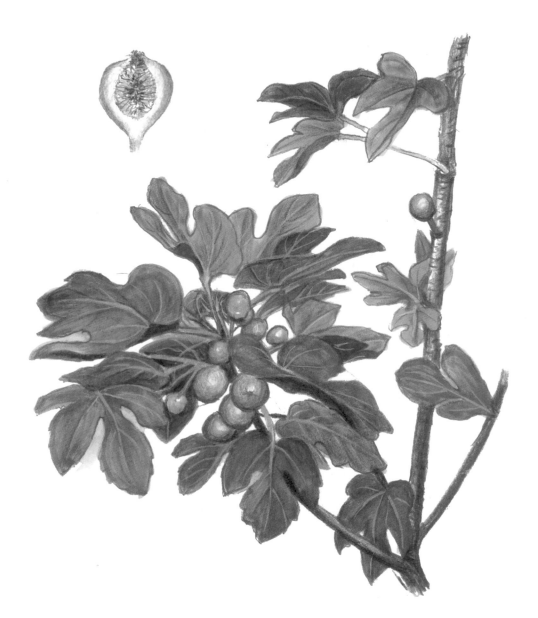

无花果

68. 五味子 wǔ wèi zǐ

酸苦甘辛咸，名符五味俱全。

浆果聚成串，药分南北不同。

南五味粒小肉薄，称西五味；

北五味个大肉肥，色红味浓。

五味者五行之精，生津滋阴；

五脏衡五行相生，妙品强身。

辛苦入心补肺金，甘益脾胃；

酸咸培肝滋肾水，止泻固精。

【来　　源】本品为木兰科植物五味子的干燥成熟果实。习称"北五味子"。

【植物形态】落叶木质藤本。幼枝红褐色，老枝灰褐色，稍有棱角。叶互生，膜质；叶片倒卵形或卵状椭圆形，先端急尖或渐尖，基部楔形，边缘有细齿。花多为单性，雌雄异株，稀同株，花单生或丛生叶腋，乳白色或粉红色，花被6～7。聚合浆果球形，成熟时红色。

【性味归经】酸、甘，温。归肺、心、肾经。

【功能主治】收敛固涩，益气生津，补肾宁心。用于治疗久咳虚喘、梦遗滑精、遗尿尿频、久泻不止、自汗盗汗、津伤口渴、内热消渴、心悸失眠。

【经史摘要】始载于《神农本草经》，列为上品。《抱朴子》："五味者五行之精，其子有五味。"《道德经》："五味令人口爽。"《本草图经》："春初生苗，引赤蔓于高木……叶尖圆如杏叶。三四月开黄白花，类莲花状，七月成实，丛生茎端，如豌豆许大，生青熟红紫。"《本草纲目》载"小颗皮皱泡者，有白扑盐霜一重……为真也"，"五味今有南北之分，南产者色红，北产者色黑，入滋补药必用北方产者乃良"。《药性赋》："止嗽痰，且滋肾水；温胁脐疗癀瘵，更壮元阳。"

【古诗选录】

五味俱全独擅奇，苁蓉为使恶葳蕤。肾滋水足精能涩，肺敛金清嗽可医。

——清·赵瑾叔《本草诗》

五味收金将肾封，悠悠散大眼中瞳。走精咳渴大肠滑，其汗淋漓气上胸。

——清·张望《古今医诗》

味殊口爽，济自心平。品珍北产，白扑霜轻。

——清·叶志诜《神农本草经赞》

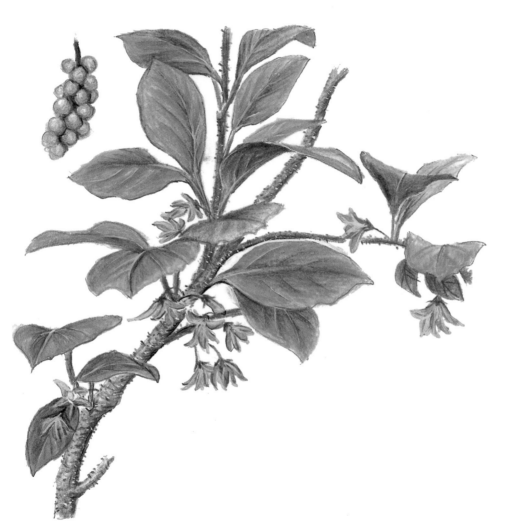

五味子

69. 乌梅 wū méi

古今爱梅宠咏，入尊岁寒三友；
歌集《诗经·召南》，药用历史悠久。
采待成熟梅果，醋制熏蒸烘焙；
功效涩肠敛肺，酸收生津安蛔。

《三国演义》典故，成语望梅止渴，
是因梅子味酸，条件反射效果。
此蔷薇科之梅，非蜡梅科蜡梅；
蜡梅花黄气香，此梅如杏淡红。

【来　　源】本品为蔷薇科植物梅的干燥近成熟果实。

【植物形态】落叶乔木。小枝细长，先端刺状。单叶互生，叶片椭圆状宽卵形，边缘具小锐锯齿，幼嫩时两面被柔毛。花萼红褐色、绿色或绿紫色，萼片卵形或近圆形，先端圆钝；花瓣5，白色或淡红色，宽倒卵形。核果近球形，黄色或绿白色，被柔毛。

【性味归经】酸、涩，平。归肝、脾、肺、大肠经。

【功能主治】敛肺，涩肠，生津，安蛔。用于治疗肺虚久咳、久泻久痢、虚热消渴、蛔厥呕吐腹痛。

【经史摘要】始载于《神农本草经》，名梅实，列为中品。《本草经集注》始名乌梅。《名医别录》："五月采实，火干。"《本草纲目》载"梅，杏类也。树、叶皆略似杏，叶长有尖，先众木而花……梅实采半黄者，以烟熏之为乌梅"，"花开于冬而实熟于夏"，"所主诸病，皆取酸收之义"。《珍珠囊补遗药性赋》："收肺气除烦止渴，主泄痢调胃和中。"

【古诗选录】

摽有梅，其实七兮。求我庶士，迨其吉兮。
摽有梅，其实三兮。求我庶士，迨其今兮。
　　　　　　　　　　　　　　　——先秦《诗经·摽有梅》
天赐胭脂一抹腮，盘中磊落笛中哀。虽然未得和羹便，曾与将军止渴来。
　　　　　　　　　　　　　　　　　　——唐·罗隐《梅》
北客未尝眉自颦，南人夸说齿生津。磨钱和蜜谁能许，去蒂供盐亦可人。
　　　　　　　　　——宋·黄庭坚《戏答晃深道乞消梅二首》
何方可化身千亿，一树梅花一放翁。
　　　　　　　　　　　　　　——宋·陆游《梅花绝句》

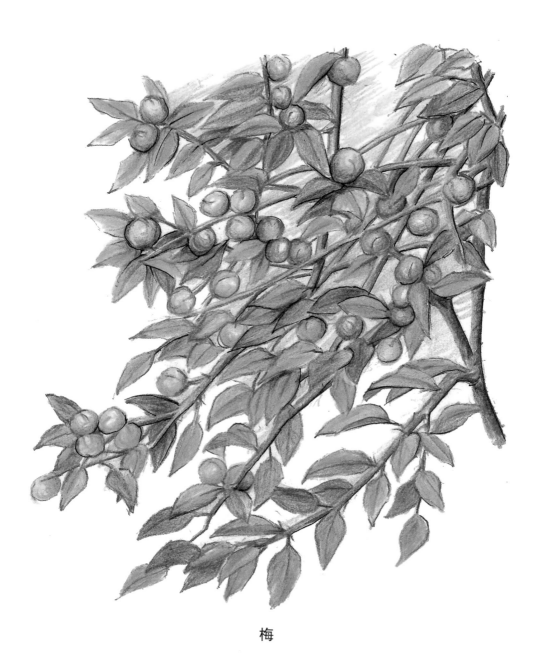

梅

70. 白果 bái guǒ

白果银杏之果，高伟贵为国树；
叶片形如鸭脚，叶脉两叉分殊。
公植孙时结实，古以公孙树识；
纲目科属分类，银杏一名贯之。

曾遍布三亿多年前的石炭纪，
时与恐龙一样称霸世界茂密；
劫经第四纪冰川，濒于绝迹，
仅幸存中国特有，植物孑遗。

【来　　源】本品为银杏科植物银杏的干燥成熟种子。

【植物形态】落叶乔木。枝有长、短枝之分。叶互生或在短枝上，3～5簇生；叶片扇形如鸭脚，先端2裂，淡绿色；二叉状脉。雌雄异株，花单性，稀同株；球花生于短枝叶腋内；雄球花呈荑荑花序状，下垂；雌球花有长梗。种子核果状，椭圆形至近球形；外种皮肉质，熟时淡黄色或橙黄色；中种皮骨质，白色，具2～3棱。

【性味归经】甘、苦、涩，平；有毒。归肺、肾经。

【功能主治】敛肺定喘，止带缩尿。用于治疗痰多喘咳、带下白浊、遗尿尿频。

【使用注意】生食有毒。

【经史摘要】始载于《日用本草》。《本草纲目》载"原生江南，叶似鸭掌，因名鸭脚。宋初始入贡，改呼银杏，因其形似小杏而核色白也，今名白果"，"其树耐久，肌理白腻"，"以宣城者为胜"，"其气薄味厚，性涩而收，色白属金，故能入肺经，益肺气，定喘嗽，缩小便"，"然食多则收令太过，令人气壅胪胀昏顿"。

【古诗选录】

鸭脚生江南，名实未相浮。绛囊初入贡，银杏贵中州。

——宋·欧阳修《和圣俞李侯家鸭脚子》

深灰浅火略相遭，小苦微甘韵最高。未必鸡头如鸭脚，不妨银杏伴金桃。

——宋·杨万里《德远叔坐上赋肴核八首 其八 银杏》

鸭脚类绿李，其名因叶高。吾乡宣城郡，每以此为劳。

——宋·梅尧臣《永叔内翰遗李太博家新生鸭脚》

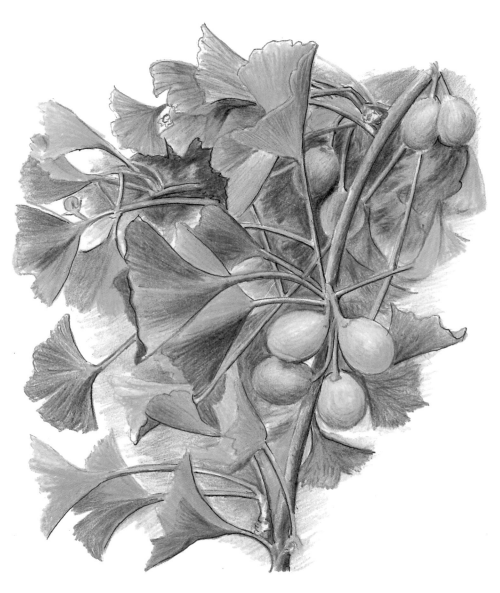

银杏

71. 瓜蒌 guā lóu

瓜蒌古名果赢，本经①列为中品。
《尔雅》曰"果赢栝楼"，古瓜栝相通。
木上曰果，地下曰菰，蔓生附木；
其果清热涤痰，散结润燥宽胸。

圆柱形肥厚块根，药称天花粉；
须秋后掘，粉沁秋霜品优纯真。
清热养胃，生津止渴，润燥降火；
提取天花粉素，引产终止妊娠。

【来　　源】本品为葫芦科植物栝楼或双边栝楼的干燥成熟果实（其干燥根是中药天花粉）。

【植物形态】栝楼，多年生攀缘草本，茎多分枝，具纵棱及槽。叶互生，纸质，近圆形或心形，常3～7掌状浅裂或中裂，基部心形；基出掌状脉5。雌雄异株，雄总状花序单生，苞片倒卵形或阔卵形；花萼筒状，花冠白色，两侧具丝状流苏；雌花单生。果实椭圆形或圆形，成熟时橙黄色。

【性味归经】甘、微苦，寒。归肺、胃、大肠经。

【功能主治】清热涤痰，宽胸散结，润燥滑肠。用于治疗肺热咳嗽、痰浊黄稠、胸痹心痛、结胸痞满、乳痈、肺痈、肠痈、大便秘结。

【使用注意】不宜与川乌、制川乌、草乌、制草乌、附子同用。

【经史摘要】始载于《神农本草经》，名栝楼根，列为中品，一名地楼。《针灸甲乙经》始名瓜蒌。《本草图经》："七月开花，似壶卢花，浅黄色。结实在花下，大如拳，生青，至九月熟，赤黄色。"《本草纲目》载"木上曰果，地下曰菰，此物蔓生附木，故得兼名"，"栝楼即果赢二字音转也……后人又转为瓜蒌"，"其根作粉，洁白如雪，故谓之天花粉"。《药性赋》："瓜蒌子下气润肺喘兮，又且宽中……瓜蒌根疗黄疸、毒痈、消渴、解痰之忧。"

【古诗选录】

果赢之实，亦施于宇。

——先秦《诗经·东山》

栝楼之子去其油，胸痹不输此项瘳。湩流肿散大肠润，渴止津生其用丘。

——清·张望《古今医诗》

果蓏兼名，幽根蟠结。粉沁秋霜，花霏瑞雪。

——清·叶志诜《神农本草经赞》

---

①本经：指《神农本草经》。

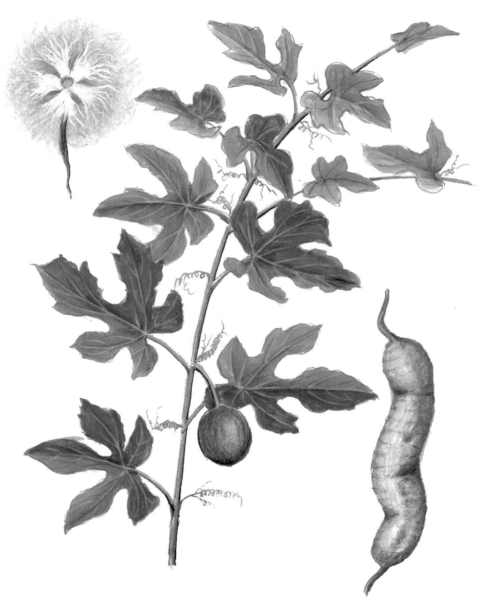

栝楼

72. 连翘 lián qiào

落叶灌木，枝条丛生拱形下垂；
小枝稍有四棱，节间中空无髓；
黄花四瓣簇生叶腋，先叶开放；
药用蒴果尖端张开，形如乌嘴。

唐前医书，两种连翘有大有小。
湖南连翘也称旱莲，不可混淆。
宋后至今，用木樨科灌木连翘；
清热解毒，疏散风热效果较好。

【来　　源】本品为木樨科植物连翘的干燥果实。

【植物形态】落叶灌木。小枝略四棱，疏生皮孔，节间中空。单叶或3裂至三出复叶；叶片卵形或椭圆状卵形，边缘除基部外具锐锯齿。花通常单生或2至数朵生于叶腋，先于叶开放；花萼绿色，裂片4，长圆形或长圆状椭圆形。花冠黄色，裂片4，倒卵状椭圆形。蒴果卵球形，先端喙状渐尖，表面疏生瘤点。

【性味归经】苦，微寒。归肺、心、小肠经。

【功能主治】清热解毒，消肿散结，疏散风热。用于治疗痈疽、瘰疬、乳痈、丹毒、风热感冒、温病初起、温热入营、高热烦渴、神昏发斑、热淋涩痛。

【经史摘要】始载于《神农本草经》，列为下品，一名异翘。《新修本草》："此物有两种，大翘、小翘。大翘……生下湿地……小翘生冈原之上。"《本草衍义》："今止用其子，折之，其间片片相比如翘，应以此得名尔。"《本草纲目》载"十二经疮药中不可无此，乃结者散之之义"，"连翘状似人心，两片合成，其中有仁甚香，乃少阴心经、厥阴包络气分主药也"。《药性赋》："排疮脓与肿毒。"

【古诗选录】

连翘主手少阴药，热客心经汤液作。痛痒诸疮知是火，血凝气聚痈疽落。

——清·张望《古今医诗》

大翘不与小翘连，救苦曾名度厄钱。协力柴胡行可辅，引经粘子使当先。
痰涎风火皆消矣，痈肿疮疡尽霍然。状似人心双片合，其中香处有仁全。

——清·赵瑾叔《本草诗》

小大翘分，形藏阖捭。榆叶狭长，莲房中解。

——清·叶志诜《神农本草经赞》

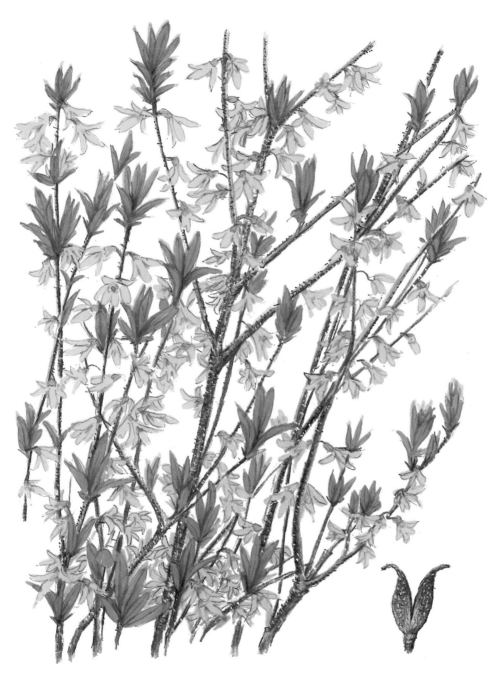

连翘

73. 吴茱萸 wú zhū yú

唐王维重阳异乡遥思兄弟，
登高时遍插茱萸憾少一人。
茱萸有吴茱萸山茱萸之分，
诗中茱萸本是吴茱萸勿混。

吴茱萸与山茱萸各不同科，
虽然同名茱萸但功效不同。
芸香科吴茱萸能散寒止痛，
山茱萸则补肝肾涩精固脱。

【来　　源】本品为芸香科植物吴茱萸、石虎或疏毛吴茱萸的干燥近成熟果实。

【植物形态】吴茱萸，常绿灌木或小乔木。幼枝、叶轴及花轴均被锈色茸毛。奇数羽状复叶对生，厚纸质或纸质，椭圆形至卵形，全缘或有不明显的钝锯齿，两面均被淡黄褐色长柔毛。花序顶生，雌雄异株；萼片5，广卵形；花瓣5，白色，长圆形；雌花花瓣较雄花花瓣大。果扁球形，熟时紫红色。

【性味归经】辛、苦，热；有小毒。归肝、脾、胃、肾经。

【功能主治】散寒止痛，降逆止呕，助阳止泻。用于治疗厥阴头痛、寒疝腹痛、寒湿脚气、经行腹痛、脘腹胀痛、呕吐吞酸、五更泄泻。

【经史摘要】始载于《神农本草经》，名茱萸，列为中品，一名藙。《本草拾遗》："入药以吴地者为好。"《本草纲目》载"茱萸枝柔而肥，叶长而皱，其实结于梢头，累累成簇而无核，与椒不同"，"茱萸辛热，能散能温；苦热，能燥能坚。故其所治之症，皆取其散寒温中、燥湿解郁之功而已"。《本草经疏》："辛温暖脾胃而散寒邪，则中自温，气自下，而诸证悉除。"《药性赋》："疗心腹之冷气。"《续齐谐记》："今人九日登高饮酒，带茱萸囊，始于桓景。"

【古诗选录】

辟恶茱萸囊，延年菊花酒。　　　　——唐·郭震《子夜四时歌六首·秋歌》

遥知兄弟登高处，遍插茱萸少一人。——唐·王维《九月九日忆山东兄弟》

茱萸满宫红实垂，秋风袅袅生繁枝。姑苏台上夕燕罢，他人侍寝还独归。

——唐·张籍《吴宫怨》

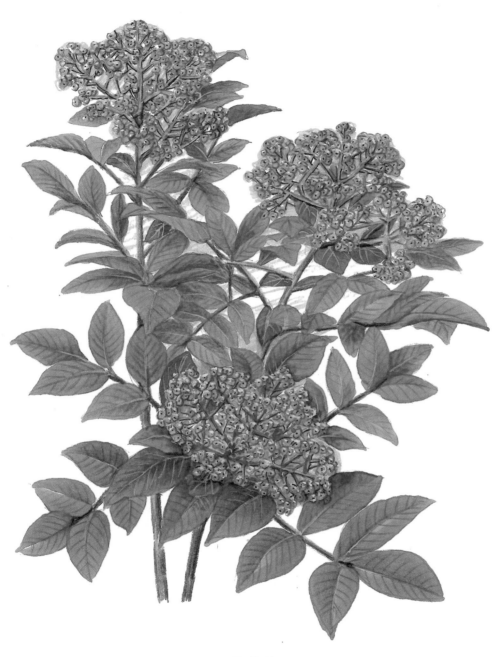

吴茱萸

74. 使君子 shǐ jūn zǐ

落叶藤状灌木，古时称留求实。

俗传北宋潘州，郭使君者认识；

采其实给孙食，便出蛔虫数只；

此后用它驱虫，得佳名使君子。

深浅不同红色小花，枝头倒挂；

似一群婉柔娇羞女，犹抱琵琶。

实如山栀，棱瓣深尖，果皮薄脆；

味功同榧子，主小儿疳积虫杀。

【来　　源】本品为使君子科植物使君子的干燥成熟果实。

【植物形态】落叶攀缘状灌木，幼枝密被棕黄色短柔毛。叶对生或近对生，叶片膜质，卵形或椭圆形。顶生穗状花序或伞房状花序；花两性；苞片卵形至线状披针形，被毛；萼齿 5，花瓣 5，初为白色，后转为淡红色；果卵形，短尖，具明显的锐棱角 5 条，成熟时外果皮脆薄，呈青黑色或果色。

【性味归经】甘，温。归脾、胃经。

【功能主治】杀虫消积。用于治疗蛔虫病、蛲虫病、虫积腹痛、小儿疳积。

【使用注意】服药时忌饮浓茶。

【经史摘要】始载于《南方草木状》，名留求子，曰："形如栀子，棱瓣深而两头尖，亦似诃梨勒而轻。"《开宝本草》始名使君子，载"俗传始因潘州郭使君疗小儿，多是独用此物，后来医家因号为使君子也"，"主小儿五疳，小便白浊，杀虫，疗泻痢"。《本草纲目》载"健脾胃，除虚热。治小儿百病疮癣"，"忌饮热茶，犯之即泻"。

【古诗选录】

竹篱茅舍趁溪斜，白白红红墙外花。浪得佳名使君子，初无君子到君家。

——宋·佚名《使君子花》

南枝才放两三花，雪里吟香弄粉些。淡淡著烟浓著月，深深笼水浅笼沙。

——宋·白玉蟾《早春》

使君子甘杀虫死，其味其功同榧子。上旬清早食数枚，恐泻热茶摊冷使。

——清·张望《古今医诗》

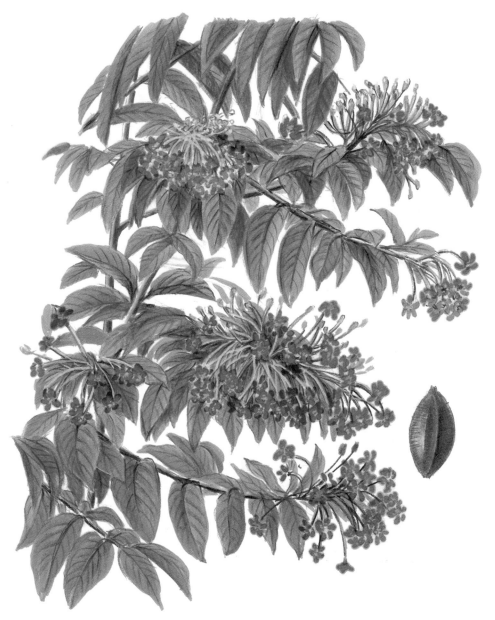

使君子

75. 枳实 zhǐ shí

芸香科酸橙、甜橙的干燥幼实，
叶互生革质，枝三棱形有长刺。
史载晏子使楚，南橘北枳典辞；
古人作为藩篱，多在庭院种植。

枳壳皮薄多瓤，枳实皮厚而小；
药用先有枳实，而后方有枳壳。
枳实苦辛酸寒，破气消积酷速；
枳壳降气化痰，理气宽中详缓。

【来　　源】本品为芸香科植物酸橙及其栽培变种或甜橙的干燥幼果。

【植物形态】酸橙，常绿小乔木，枝三棱形，有长刺。叶互生，叶柄有狭长形或狭长倒心形的叶翼；叶片革质，倒卵状椭圆形或卵状长圆形，先端短而钝，全缘或微波状，具半透明油腺点。花单生或数朵簇生于叶腋及当年生枝条的顶端，白色，芳香；花萼杯状，5裂，花瓣5，长圆形。柑果近球形，熟时橙黄色。

【性味归经】苦、辛、酸，微寒。归脾、胃经。

【功能主治】破气消积，化痰散痞。用于治疗积滞内停、痞满胀痛、泻痢后重、大便不通、痰滞气阻、胸痹、结胸、脏器下垂。

【使用注意】孕妇慎用。

【经史摘要】始载于《神农本草经》，列为中品。《本草图经》："今医家以皮厚而小者为枳实，完大者为枳壳，皆以翻肚如盆口状，陈久者为胜。"《梦溪笔谈》："六朝以前医方，唯有枳实，无枳壳，故本草亦只言枳实。"《本草纲目》："枳乃木名，从只，谐声也。实乃其子，故曰枳实。"《本草衍义》："枳实、枳壳一物也。小则其性酷而速，大则其性详而缓。"《药性赋》："宽中下气，枳壳缓而枳实速也。"

【古诗选录】

枳实绕僧房，攀枝置药囊。洞庭山上橘，霜落也应黄。

——唐·刘商《曲水寺枳实》

方物就中名最远，只应愈疾味偏佳。若交尽乞人人与，采尽商山枳壳花。

——唐·朱庆余《商州王中丞留吃枳壳》

枳实枳壳原一物，小者性速枳实名。因呼老者为枳壳，性寒味苦本同称。
攻坚破痞宜于实，泄肺宽肠壳有征。

——清·张望《古今医诗》

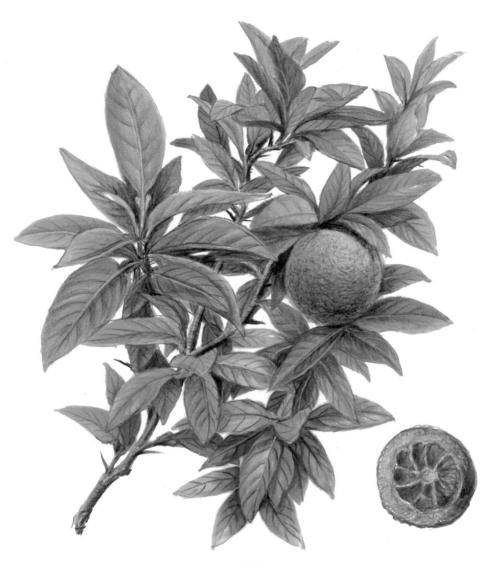

酸橙

76. 栀子 zhī zǐ

常绿灌木，圆脑含苞直棱分数；
花开春夏，香气浓郁花瓣白厚。
卮古代酒器，果如卮故名栀子；
河南唐河县，获原产地理标志。

喜排水良，轻黏性微酸性土壤。
秦汉以前，只作染料应用很广。
栽培重瓣果大，野生单瓣果小。
凉血护肝利胆，清热泻火除烦。

【来　　源】本品为茜草科植物栀子的干燥成熟果实。

【植物形态】常绿灌木，小枝绿色。单叶对生；托叶2，生于叶柄内侧；叶片革质，椭圆形、阔倒披针形或倒卵形，上面光泽，侧脉羽状。花大，极芳香，顶生或腋生；萼绿色，裂片线状披针形；花冠高脚碟状，先白色，后变乳黄色，基部合生成筒，旋转排列，先端圆。果实深黄色，倒卵形或长椭圆形，有翅状纵棱5～9，顶端有条状宿存之萼。

【性味归经】苦，寒。归心、肺、三焦经。

【功能主治】泻火除烦，清热利湿，凉血解毒；外用消肿止痛。用于治疗热病心烦、湿热黄疸、淋证涩痛、血热吐衄、目赤肿痛、火毒疮疡、外治扭挫伤痛。

【经史摘要】始载于《神农本草经》，名卮子，列为中品，一名木丹。《本草纲目》："卮，酒器也，卮子象之，故名。俗作栀。"《本草图经》："皮薄而圆小，刻房七棱至九棱者佳。"《名医别录》："疗目热赤痛，胸心大小肠大热，心中烦闷，胃中热气。"《药性赋》："凉心肾，鼻衄最宜。"

【古诗选录】

栀子比众木，人间诚未多。于身色有用，与道气伤和。
红取风霜实，青看雨露柯。无情移得汝，贵在映江波。

——唐·杜甫《江头四咏·栀子》

色疑琼树倚，香似玉京来。　　——唐·刘禹锡《和令狐相公咏栀子花》

树恰人来短，花将雪样年。孤姿妍外净，幽馥暑中寒。
有朵篸瓶子，无风忽鼻端。如何山谷老，只为赋山矾。

——宋·杨万里《栀子花》

竹篱新结度浓香，香处盈盈雪色妆。知是异方天竺种，能来诗社搅新肠。

——明·陈淳《栀子》

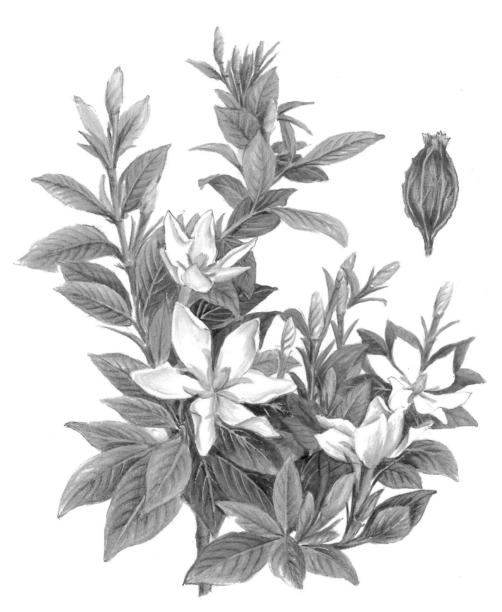

栀子

77. 枸杞子 gǒu qǐ zǐ

形似枸刺杞条，二树兼名取号；

其子圆如樱桃，暴干少核紧小。

甘美可作果食，红润味如葡萄；

益精滋补肝肾，明目延缓衰老。

根皮药称地骨，凉血蒸除渴消；

治疗阴虚潮热，肺热骨蒸汗盗。

药食养赏一体，宁夏枸杞地道；

名声家喻户晓，中华国之瑰宝。

【来　　源】本品为茄科植物宁夏枸杞的干燥成熟果实。

【植物形态】落叶灌木。蔓生，具短棘。叶片披针形或长椭圆状披针形，全缘。花在长枝上单生或双生于叶腋，在短枝上簇生；花萼钟状；花冠漏斗状，紫色，5深裂，花冠筒明显长于檐部裂片。浆果红色，卵形或长圆形。

【性味归经】甘，平。归肝、肾经。

【功能主治】滋补肝肾，益精明目。用于治疗虚劳精亏、腰膝酸痛、眩晕耳鸣、阳痿遗精、内热消渴、血虚萎黄、目昏不明。

【经史摘要】始载于《神农本草经》，名枸杞，列为上品，一名杞根，一名地骨。《本草纲目》载"枸、杞二树名，此物棘如枸之刺，茎如杞之条，故兼名之"，"河西及甘州者，其子圆如樱桃，暴干紧小少核，干亦红润甘美，味如葡萄"，"滋肾，润肺，明目"。《药性论》："能补益精诸不足，易颜色，变白，明目，安神，令人长寿。"

【古诗选录】

陟彼北山，言采其杞。　　　　　　　　　　　　　——先秦《诗经·北山》

不知灵药根成狗，怪得时闻吠夜声。　　——唐·白居易《和郭使君题枸杞》

根茎与花实，收拾无弃物。　　　　　　　——宋·苏轼《小圃五咏·枸杞》

畦间此种看来无，绿叶尖长也自殊。似取珊瑚沉铁网，空将薏苡作明珠。

菊苗同摘凭谁赋，药品兼收正尔须。曾是老人宜服食，只今衰病莫如吾。

　　　　　　　　　　　　　　　　　——明·吴宽《谢顾良弼送甘州枸杞》

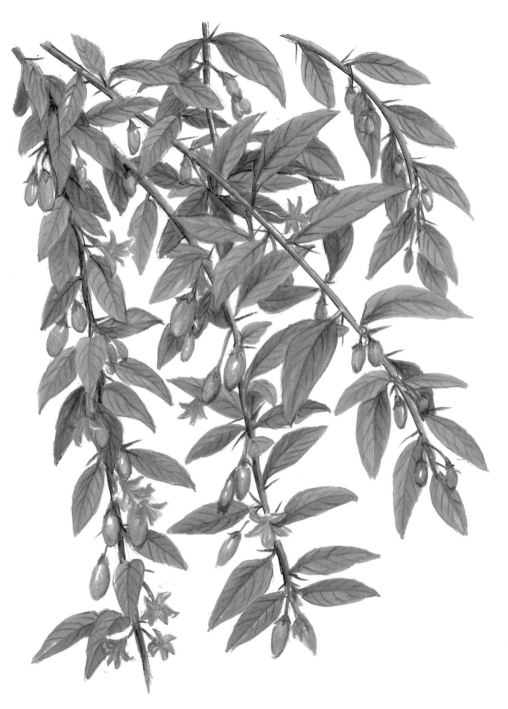

宁夏枸杞

78. 牵牛子 qiān niú zǐ

清晨牧童牵牛时，喇叭花开；
蓝紫色花冠娇嫩，十分可爱。
太阳升起避强光，花冠蔫闭；
依日序作息，傍晚花又开来。

旋花科缠绕草本，叶圆或三裂；
子黑白两色，牛属丑药称二丑。
泄水通便消痰涤饮，杀虫攻积；
花期时长，语喻爱情永固长久。

【来　　源】本品为旋花科植物圆叶牵牛或裂叶牵牛的干燥成熟种子。

【植物形态】圆叶牵牛，一年生缠绕草本，多见栽培，少见野生。茎左旋，被倒向的短柔毛及杂有倒向或开展的长硬毛。叶互生；叶片通常心形，全缘；叶面被微硬的柔毛。花腋生，1～3着生于花序梗顶端，苞片2，线形或叶状；花冠漏斗状，蓝紫色或紫红色，花冠管色淡。蒴果近球形，3瓣裂。

【性味归经】苦、寒；有毒。归肺、肾、大肠经。

【功能主治】泄水通便，消痰涤饮，杀虫攻积。用于治疗水肿胀满、二便不通、痰饮积聚、气逆喘咳、虫积腹痛。

【使用注意】孕妇禁用；不宜与巴豆、巴豆霜同用。

【经史摘要】始载于《雷公炮炙论》，曰："草金铃，牵牛子是也，凡使其药，秋末即有实，冬收之。"《本草经集注》："此药始出田野，人牵牛谢药，故以名之。"《本草纲目》载"近人隐其名为黑丑，白者为白丑，盖以丑属牛也"，"逐痰消饮，通大肠气秘风秘，杀虫，达命门"。《药性论》："味甘，有小毒。"《药性赋》："若乃，消肿满逐水于牵牛。"

【古诗选录】

素罗笠顶碧罗檐，晚卸蓝裳著茜衫。　　　　　　　——宋·杨万里《牵牛花》
圆似流泉碧剪纱，墙头藤蔓自交加。　　　　　　　——宋·林逋山《牵牛》
本草①载药品，草部见牵牛。薰风篱落间，蔓生甚绸缪。
谁琢紫玉簪，叶密花仍稠。　　　　　　　　　　　——明·吴宽《牵牛》
牵牛谢药古曾闻，黑白宜将二种分。惯逐水痰夸速效，易清肿满见奇勋。
散调神禹应为首，丸合牛郎好作俦。　　　　　　　——清·赵瑾叔《本草诗》

————————————

①本草：指《本草纲目》。

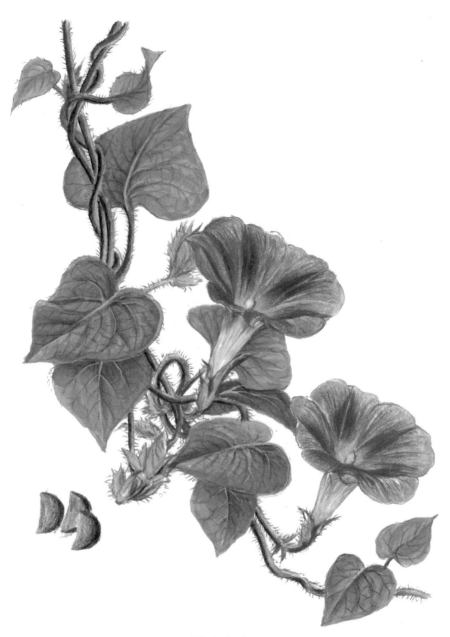

圆叶牵牛

79. 莲子 lián zǐ

莲生水中，有出淤泥不染之誉。
十二药同株，生境异效用各殊。
水上之梗叶，治脾虚暑湿泄泻；
水下之藕节，可用于凉血止血。

花中雄蕊称莲须，可固肾涩精；
莲房止血化瘀，莲心安神清心；
莲子补脾益肾，养心止泻固精；
济用群美兼得，主治各适证因。

【来　　源】本品为睡莲科植物莲的干燥成熟种子。

【植物形态】多年生水生草本。根茎横生，肥厚，节间膨大，节上生叶，露出水面；叶柄着生于叶背中央，粗壮，圆柱形，多刺；叶片圆形，全缘或稍呈波状，上面粉绿色，下面叶脉从中央射出，有1～2次叉状分枝。花单生于花梗顶端，花梗散生小刺，芳香，红、粉红或白色；花瓣椭圆形或倒卵形。花后结"莲蓬"，倒锥形。

【性味归经】甘、涩，平。归脾、肾、心经。

【功能主治】补脾止泻，止带，益肾涩精，养心安神。用于治疗脾虚泄泻、带下、遗精、心悸失眠。

【经史摘要】始载于《神农本草经》，名藕实茎，列为上品，一名水芝丹。《本草经集注》始名莲子。《周书》："薮泽已竭，既莲掘藕。"《本草纲目》载"医家取为服食，百病可却"，"孔窍玲珑，丝纶内隐"，"（石莲子）此物居山海间，经百年不坏，人得食之，令发黑不老"。《药性赋》："莲肉有清心醒脾之用。"

【古诗选录】

山有扶苏，隰有荷华。
　　　　　　　　　　　　　　　　　　——先秦《诗经·山有扶苏》
江南可采莲，莲叶何田田。
　　　　　　　　　　　　　　　　　　——汉《江南》
荷叶罗裙一色裁，芙蓉向脸两边开。乱入池中看不见，闻歌始觉有人来。
　　　　　　　　　　　　　　　　——唐·王昌龄《采莲曲》

念穷欢于水涘，誓毕赏于川阿。
　　　　　　　　　　　　　　　　——唐·王勃《采莲赋》
冰丝玉节，蛰卧川阿。红裳独立，翠扇交摩。
中藏鱼目，仰露蜂窠。水羞相辈，痤起沉疴。
　　　　　　　　　　　　　　——清·叶志诜《神农本草经赞》

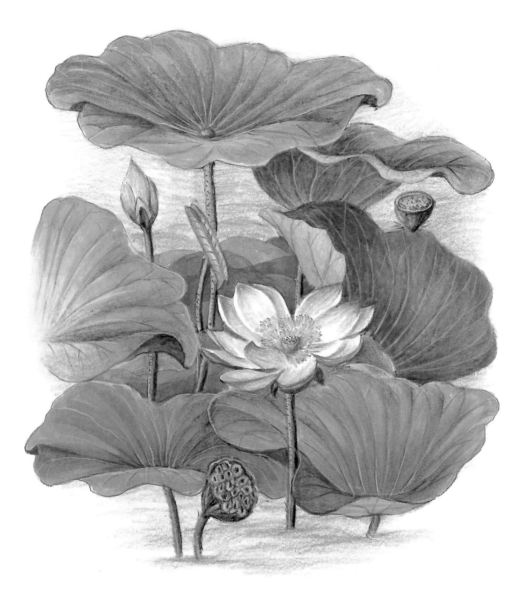

莲

80. 桃仁 táo rén

时珍曰：桃性早花易植而子繁。

故桃从木从兆，其仁多脂充满。

桃之夭夭，灼灼其华，先花后叶；

树皮色鲜，暗紫棕红，皮孔横裂。

取野山桃，堆放沤烂，砸核取仁。

性平味苦，破血行瘀，滑肠润燥。

民俗传用桃木制品能辟邪驱鬼。

桃叶桃奴①桃胶，也有药用功效。

【来　　源】本品为蔷薇科植物桃或山桃的干燥成熟种子。

【植物形态】桃，落叶小乔木。小枝绿色或半边红褐色。叶互生，在短枝上呈簇生状；叶片椭圆状披针形至倒卵状披针形，边缘具细锯齿。花通常单生，先于叶开放；萼片5，基部合生成短萼筒，外被茸毛；花瓣5，倒卵形，粉红色，罕为白色。核果近球形，表面有短绒毛。

【性味归经】苦、甘，平。归心、肝、大肠经。

【功能主治】活血祛瘀，润肠通便，止咳平喘。用于治疗经闭痛经、癥瘕痞块、肺痈肠痈、跌扑损伤、肠燥便秘、咳嗽气喘。

【使用注意】孕妇慎用。

【经史摘要】始载于《神农本草经》，名桃核仁，列为下品。《典术》："桃者，五木之精。"《本草纲目》载"桃性早花，易植而子繁，故字从木、兆"，"桃品甚多，易于栽种，且早结实"，"主血滞风痹骨蒸，肝疟寒热，鬼注疼痛，产后血病"。《药性赋》："破瘀血兼治腰疼。"

【古诗选录】

桃之夭夭，灼灼其华。　　　　　　　　　　——先秦《诗经·桃夭》

桃红复含宿雨，柳绿更带朝烟。　　　　　——唐·王维《田园乐七首》

求师饱灵药，他日访辽东。　　　　——唐·章孝标《玄都观栽桃十韵》

人间四月芳菲尽，山寺桃花始盛开。　　　——唐·白居易《大林寺桃花》

岁岁春风花覆墙。摘来红实亦甘香。当时若种瑶池本，却恐河清未得尝。

　　　　　　　　　　　　　　　　　——宋·刘克庄《留山间种艺十绝》

①桃奴：为桃自落的幼果。

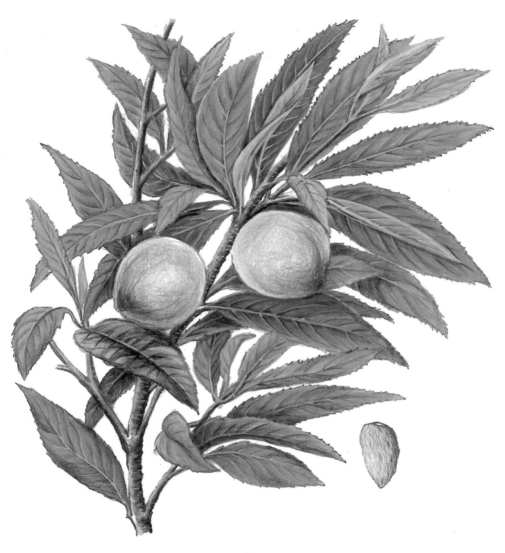

桃

81. 菟丝子 tù sī zǐ

金线垂黄，一年生寄生草本；
琼花间白，钟形花簇生短梗；
淡黄色无叶，纤细缠绕茎蔓；
因寄生习性，民间称无娘藤。

寄生于其他植物成为害草。
药用种子细小，黄棕色粗糙。
沸水煮，吐出白色旋卷丝胚。
甘淡平，补益肝肾固精缩尿。

【来　　源】本品为旋花科植物南方菟丝子或菟丝子的干燥成熟种子。

【植物形态】菟丝子，一年生寄生草本，茎缠绕，黄色，纤细，多分枝，随处可生出寄生根。叶稀少，鳞片状，三角状卵形。花两性，多数簇生成小伞形或小团伞花序；苞片小，鳞片状；花萼杯状，中部以下连合，裂片5，三角形，顶端钝；花冠白色，壶形，5浅裂，裂片三角状卵形，顶端锐尖或钝，向外反折；花冠筒基部具鳞片5，长圆形，顶端及边缘流苏状。蒴果近球形。

【性味归经】辛、甘，平。归肝、肾、脾经。

【功能主治】补益肝肾，固精缩尿，安胎，明目，止泻；外用消风祛斑。用于治疗肝肾不足、腰膝酸软、阳痿遗精、遗尿尿频、肾虚胎漏、胎动不安、目昏耳鸣、脾肾虚泻，外治白癜风。

【经史摘要】始载于《神农本草经》，列为上品，一名兔芦。《淮南子》："千秋之松，下有茯苓，上有菟丝。"《本草纲目》："多生荒园古道，其子入地，初生有根，及长延草物，其根自断，无叶有花，白色微红，香亦袭人，结实如粃豆而细，色黄。"《药性赋》："补肾以明目。"

【古诗选录】

爱采唐[①]矣，沫之乡矣。　　　　　　　　　　——先秦《诗经·桑中》

轻丝既难理，细缕竟无织。　　　　　　　——南北朝·谢朓《咏兔丝》

君为女萝草，妾作兔丝花。轻条不自引，为逐春风斜。

　　　　　　　　　　　　　　　　　　　　——唐·李白《古意》

菟丝骨壮阴茎强，寒精自出已封藏。燥渴口苦溺余滴，辛以润之疾起床。

　　　　　　　　　　　　　　　　　　——清·张望《古今医诗》

---

①唐：即菟丝子。

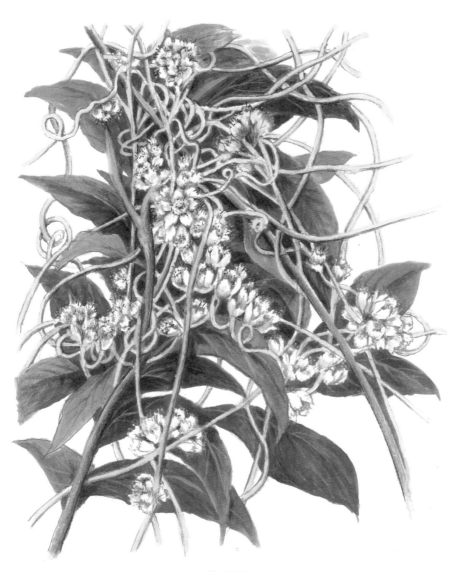

菟丝子

82. 狝猴桃 mí hóu táo

形如梨色如桃，狝猴喜食故号。
果肉淡绿，生则极酸，熟甜味好。
植物学家在我国首先发现命名，
拉丁学名中文定义中华狝猴桃。

木质藤本，附木而生，柔弱枝条；
全株密被褐色星状茸毛刺毛。
药用根果，清热利湿，活血抗癌；
誉水果之王，现优育广泛栽培。

【来　　源】本品为狝猴桃科植物中华狝猴桃，药用根，叶、果亦药用。

【植物形态】藤本。幼枝及叶柄密被褐色毛及刺毛；老枝红褐色，光滑无毛。叶互生，营养枝上的阔卵圆形至椭圆形，花枝上的近圆形，边缘有纤毛状细尖，上面常仅叶脉上被疏毛，下面灰白色，密被星状茸毛。花通常3～6，成腋生聚伞花序，少数为单生，初开时乳白色，后变为橙黄色，芳香。浆果卵形或近球形。

【性味归经】酸、微甘，凉。归肝、胆、脾、胃经。

【功能主治】解热，止渴，通淋。用于治疗烦热、消渴、黄疸、石淋、痔疮。

【经史摘要】始载于《开宝本草》。《本草纲目》载"其形如梨，其色如桃，而狝猴喜食，故有诸名。闽人呼为阳桃"，"生山谷中，藤着树生，叶圆有毛，其实形似鸡卵大，其皮褐色，经霜始甘美可食"，"枝条柔弱，高二三丈，多附木而生。其子十月烂熟，色淡绿，生则极酸。子繁细，其色如芥子"，"（实）止暴渴，解烦热，压丹石，下石淋"。《植物名实图考》："《开宝本草》始著录，《本草衍义》述形尤详……枝条有液，亦极黏。"

【古诗选录】

隰有苌楚[1]，猗傩其枝。夭之沃沃，乐子之无知。
隰有苌楚，猗傩其华。夭之沃沃，乐子之无家。

——先秦《诗经·隰有苌楚》

渭上秋雨过，北风暮骚骚。天晴诸山出，太白峰最高。
主人东溪老，两耳生长毫。远近知百岁，子孙皆二毛。
中庭井栏上，一架狝猴桃。石泉饭香粳，酒瓮开新槽。

——唐·岑参《太白东溪张老舍即事寄舍弟侄等》

———————————

①苌楚：即狝猴桃。

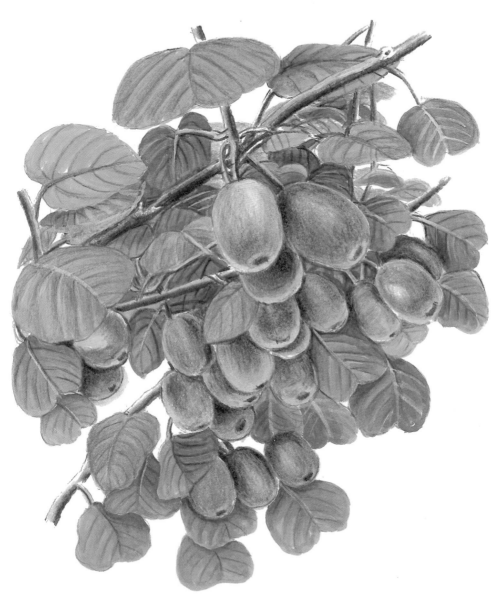

中华猕猴桃

83. 槟榔 bīn láng

槟榔本从宾郎，皆为贵客之称。

岭南人代茶食，来宾客以此呈。

唯以槟榔为礼，以义取名由此。

烦君一斛寄槟榔，见黄庭坚诗。

源为棕榈科植物槟榔的种子，

我国台湾海南云南多有种植。

剖面棕乳色交错，如大理石纹。

具有杀虫破积、下气行水功能。

【来　　源】本品为棕榈科植物槟榔的干燥成熟种子。

【植物形态】乔木。不分枝，干有明显的环状叶痕。羽状复叶，丛生于茎顶，光滑，叶轴三棱形；小叶片披针状线形或线形，基部较狭，顶端小叶愈合，有不规则分裂。花序着生于最下一叶基部，有佛焰苞状苞片，光滑，花单性同株；雄蕊6，花丝短小，雌花较大而少，无梗。坚果卵圆形或长圆形，花萼和花瓣宿存，熟时红色。

【性味归经】苦、辛，温。归胃、大肠经。

【功能主治】杀虫，消积，行气，利水，截疟。用于治疗绦虫病、蛔虫病、姜片虫病、虫积腹痛、积滞泻痢、里急后重、水肿脚气、疟疾。

【经史摘要】始载于李当之《药录》。《名医别录》："主消谷逐水，除痰癖，杀三虫，伏尸，疗寸白。"《日华子本草》："除一切风、下一切气，通关节，利九窍。"《本草图经》："生南海……尖长而有紫文者名槟，圆而矮者名榔，槟力小，榔力大。今医家不复细分，但取作鸡心状，有坐正稳心不虚，破之作锦文者为佳。"《本草纲目》："治泻痢后重，心腹诸痛，大小便气秘，痰气喘急。疗诸疟，御瘴疠。"

【古诗选录】

蠲疾收殊效，修真录异功。　　　　　　——宋·朱熹《次秀野杂诗韵·槟榔》

莫笑忍饥穷县令，烦君一斛寄槟榔。　　——宋·黄庭坚《几道复觅槟榔》

暗麝著人簪茉莉，红潮登颊醉槟榔。　　——宋·苏轼《题姜秀郎几间》

绿玉嚼来风味别，红潮登颊日华匀。心含湛露滋寒齿，色转丹脂已上唇。

　　　　　　　　　　　　　　　　　　——明·王佐《咏槟榔》

槟榔辛暖达戊庚，痰癖积虫其地生。　　——清·张望《古今医诗》

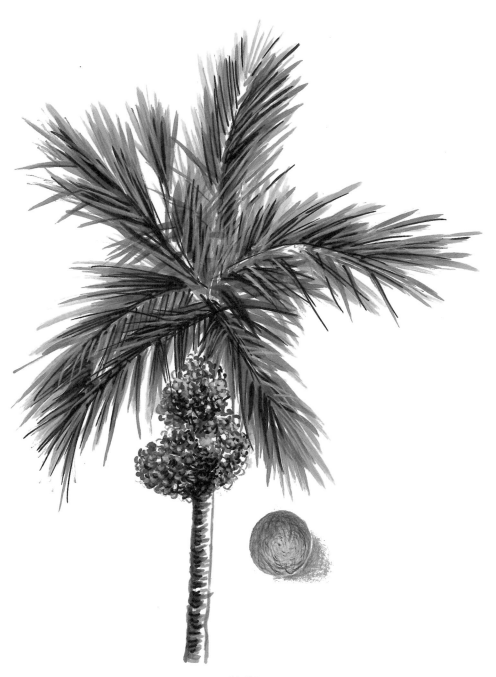

槟榔

84. 薏苡仁 yì yǐ rén

古老药食两用禾本谷物，
生于河边荒野溪涧山谷。
薏苡仁米白色形似珠玉，
历来别称薏苡珠、菩提珠。

传禹母修己，见流星贯昴；
吞服薏苡珠，胸坼而生禹。
功能利水渗湿，健脾止泻；
治疗水肿脚气，湿痹挛拘。

【来　　源】本品为禾本科植物薏苡的干燥成熟种仁。

【植物形态】一年生或多年生草本。秆直立，多分枝，节明显。叶片线状披针形，边缘粗糙，中脉于背面凸起；叶鞘光滑，上部者短于节间；叶舌质硬。总状花序腋生成束；雌小穗位于花序之下部，外面包以骨质念珠状的总苞；能育小穗第1颖下部膜质，上部厚纸质，先端钝，第2颖舟形，被包于第1颖中；第2外稃短于第1外稃。颖果外包坚硬的总苞，卵形或卵状球形。

【性味归经】甘、淡，凉。归脾、胃、肺经。

【功能主治】利水渗湿，健脾止泻，除痹，排脓，解毒散结。用于治疗水肿、脚气、小便不利、脾虚泄泻、湿痹拘挛、肺痈、肠痈、赘疣、癌肿。

【使用注意】孕妇慎用。

【经史摘要】始载于《神农本草经》，列为上品，一名解蠡。《本草图经》："春生苗，茎高三四尺，叶如黍，开红白花作穗子，五月、六月结实，青白色，形如珠子而稍长，故呼意珠子。"《本草纲目》："健脾益胃，补肺清热，去风胜湿。"《药性赋》："理脚气而除风湿。"

【古诗选录】

伏波饭薏苡，御瘴传神良，能除五溪毒，不救谗言伤。
谗言风雨过，瘴疠久亦亡。两俱不足治，但爱草木长。

——宋·苏轼《薏苡》

大如芡实白如玉，滑欲流匙香满屋。　　——宋·陆游《薏苡》

薏苡甘寒益脾肺，去风胜湿而清热。筋急拘挛脉自弦，扶脾抑肝此莫缺。

——清·张望《古今医诗》

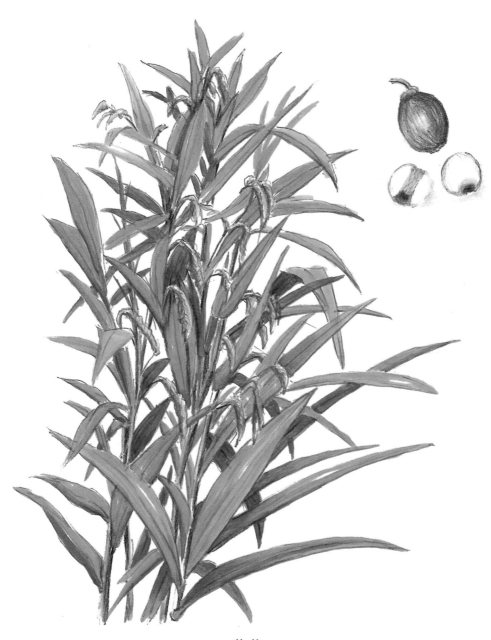

薏苡

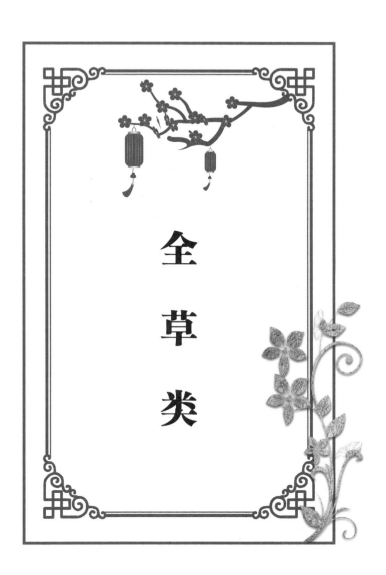

全草类

85. 马齿苋 mǎ chǐ xiàn

其性滑利似苋，叶形比并马齿；

拔根烈日暴晒，照样开花结实。

此物叶青花黄，根白子黑梗赤；

亦称为五行草，五色五行应之。

柔茎布地细叶对生，伏地铺散；

田埂路旁旱地菜园，分布广泛。

肉质茎叶可贮水，故耐热耐旱；

鲜品煮晒作菜肴，黏性味微酸。

【来　　源】本品为马齿苋科植物马齿苋的干燥地上部分。

【植物形态】一年生草本，肥厚多汁，无毛。茎圆柱形，伏地铺散，多分枝。叶互生或近对生，倒卵形、长圆形或匙形，全缘，肉质；中脉略隆起。花常3～5簇生于枝端；花瓣5，淡黄色，倒卵形。蒴果短圆锥形，盖裂。

【性味归经】酸，寒。归肝、大肠经。

【功能主治】清热解毒，凉血止血，止痢。用于治疗热毒血痢、痈肿疔疮、湿疹、丹毒、蛇虫咬伤、便血、痔血、崩漏下血。

【经史摘要】始载于《本草经集注》，曰："布地生，实至微细，俗呼为马齿苋，亦可食，小酸。"《本草图经》："虽名苋类，而苗、叶与苋都不相似。一名五行草，以其叶青，梗赤，花黄、根白、子黑也。"《本草纲目》载"其叶比并如马齿，而性滑利似苋，故名"，"处处园野生之，柔茎布地，细叶对生，六七月开细花，结小尖实，实中细子如葶苈子状，人多采苗煮晒为蔬"，"散血消肿，利肠滑胎，解毒通淋，治产后虚汗"，"所主诸病，皆只取散血消肿之功也"。

【古诗选录】

清晨蒙菜把，常荷地主恩。守者惩实数，略有其名存。
苦苣刺如针，马齿叶亦繁。青青嘉蔬色，埋没在中园。

——唐·杜甫《园官送菜》

酒量愁翻减，诗声老转低。日高羹马齿，霜冷驾鸡栖。
已判功名连，宁论簿领迷。赖无权入手，软弱实如泥。

——宋·陆游《遣兴》

马齿苋酸寒且滑，散血消肿利肠能。滑胎通淋诸疮治，产后宜俾虚汗宁。

——清·张望《古今医诗》

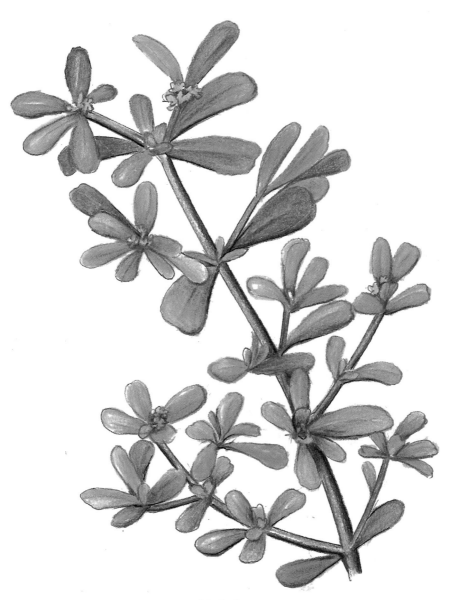

马齿苋

86. 车前草 chē qián cǎo

古名芣苢，好生车前马迹；
称车前草，是因耐于踩踏。
岁岁荣衰，宿根来年又发；
遍天南地北，喜湿地安家。

药用种子，全草可入方剂；
清热利尿通淋，疗效神奇。
蛤蟆喜伏内，俗称蛤蟆衣；
随地可取，造福百姓欢喜。

【来　　源】本品为车前科植物车前或平车前的干燥全草。

【植物形态】车前，多年生草本。具须根。叶基生，呈莲座状，平卧、斜展或直立；叶片卵形或椭圆形，先端尖或钝，全缘或呈不规则的波状浅齿，弧形脉。穗状花序数个；花萼椭圆形或卵圆形；花淡绿色，花冠小，膜质，卵形。蒴果卵状圆锥形。

【性味归经】甘，寒。归肝、肾、肺、小肠经。

【功能主治】清热利尿通淋，祛痰，凉血，解毒。用于治疗热淋涩痛、水肿尿少、暑湿泄泻、痰热咳嗽、吐血衄血、痈肿疮毒。

【经史摘要】始载于《神农本草经》，名车前子，列为上品，一名当道。《嘉祐本草》始名车前草。《本草图经》："春初生苗，叶布地如匙面，累年者长及尺余。中抽数茎，作长穗如鼠尾。花甚细密，青色微赤。结实如葶苈。"《本草纲目》："此草好生道边及牛马迹中，故有车前、当道、马舄（xì）、牛遗之名。"《药性论》："治血尿。能补五脏，明目，利小便，通五淋。"《药性赋》："车前子止泻痢小便兮，尤能明目。"

【古诗选录】

采采芣苢，薄言采之。
——先秦《诗经·芣苢》

芣苢生前径，含桃落小园。春心自摇荡，百舌更多言。
——唐·李白《阳春曲》

玉芽珠颗小男儿，罗荐兰汤浴罢时。芣苢春来盈女手，梧桐老去长孙枝。
——唐·白居易《谈氏外孙生三日喜是男偶吟成篇兼戏呈梦得》

开州午日车前子，作药人皆道有神。惭愧使君怜病眼，三千余里寄闲人。
——唐·张籍《答开州韦使君寄车前子》

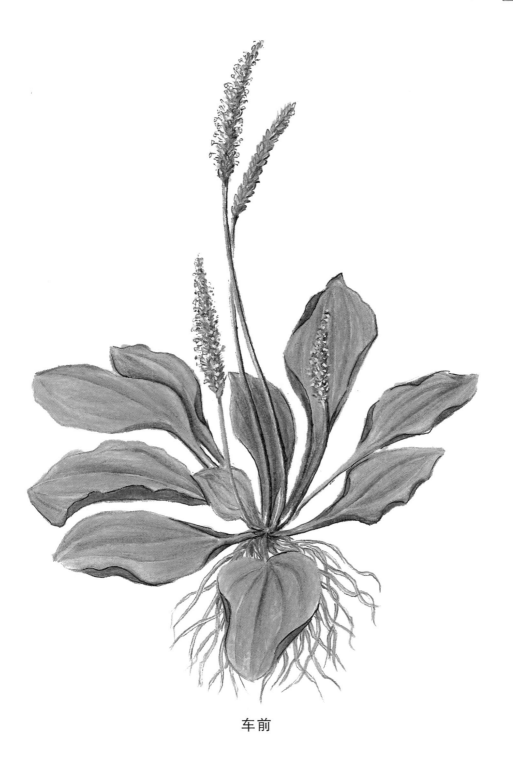

车前

87. 北刘寄奴 běi liú jì nú

寄奴是南朝皇帝刘裕小名号，
以皇帝名命名中药故事奇妙。
传说他小时候射蛇，蛇伤逃掉，
次日见童疗蛇捣药，使用此草。

刘裕带兵打仗，此草以疗金疮，
伤兵敷之即愈，遂取寄奴名号。
北刘寄奴：玄参科植物阴行草。
南刘寄奴：习用菊科植物奇蒿。

【来　　源】本品为玄参科植物阴行草的干燥全草。

【植物形态】一年生草本。全株密被锈色短毛。根有分枝。茎单一，直立，上部多分枝。叶对生，厚纸质，无柄或具短柄；叶片二回羽状全裂，条形或条状披针形。花对生于茎枝上部，集成疏总状花序；一对小苞片，线形；萼筒有10条明显主脉；花冠上唇红紫色，镰状弯曲，下唇黄色，先端3裂，均被柔毛。蒴果宽卵圆形。

【性味归经】苦，寒。归脾、胃、肝、胆经。

【功能主治】活血祛瘀，通经止痛，凉血，止血，清热利湿。用于治疗跌打损伤、外伤出血、瘀血经闭、月经不调、产后瘀痛、癥瘕积聚、血痢、血淋、湿热黄疸、水肿腹胀、白带过多。

【经史摘要】始载于《雷公炮炙论》。《开宝本草》："疗金疮，止血为要药；产后余疾，下血，止痛极效。"《本草纲目》名刘寄奴草，载："刘寄奴一茎直上。叶似苍术，尖长糙涩，面深背淡。九月茎端分开数枝，一枝攒簇十朵小花，白瓣黄蕊，如小菊花状。花罢有白絮。"①

【古诗选录】

榛中小草夏蔚荟，叶如牡艾花如毳。少年防塞得命生，出镞肉中无粟起。

——宋·谢翱《刘寄奴草》

刘裕当年字寄奴，草生何事有尊呼。斩蛇须记言非妄，捣药应知事不诬。
肿毒风吹皆可傅，金疮血出总能敷。

——清·赵瑾叔《本草诗》

----

①"刘寄奴草一茎直上……花罢有白絮。"：据考，此描述为菊科植物奇蒿（南刘寄奴）。

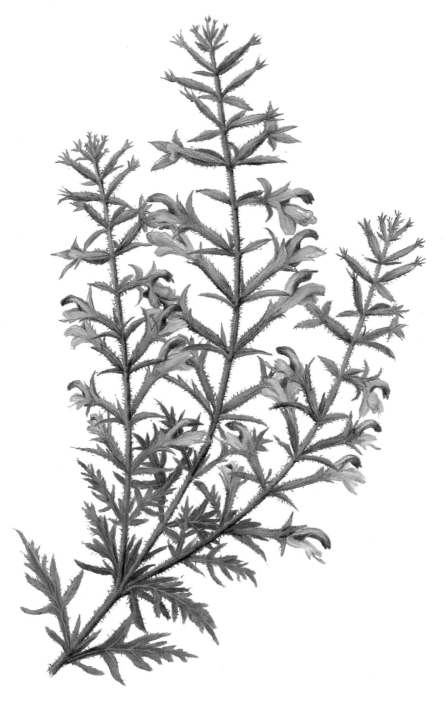

阴行草

88. 仙鹤草 xiān hè cǎo

大叶中间夹小叶，拟状蛇蘼；
寒露时节花成穗，色黄细小。
宿根萌芽如兽牙，亦名龙牙；
收敛止血治疟疾，痢止虫消。

传说秀才赶考，流鼻血危急；
仙鹤衔草救人，没耽误考期。
故药名又与仙鹤联系在一起，
现研知仙鹤草素是止血机制。

【来　　源】本品为蔷薇科植物龙牙草的干燥地上部分。

【植物形态】多年生草本。全株具长柔毛。奇数羽状复叶互生，小叶有大小2种，相间生于叶轴上；小叶3～5对，无柄，倒卵形至倒卵状披针形，边缘有锯齿；托叶镰形。总状花序顶生或腋生，花序轴被柔毛，小苞片对生，卵形，全缘或边缘分裂；花萼5，三角卵形，顶生一圈钩状刺毛；花瓣5，长圆形，黄色。瘦果倒卵圆锥形。

【性味归经】苦、涩，平。归心、肝经。

【功能主治】收敛止血，截疟，止痢，解毒，补虚。用于治疗咯血、吐血、崩漏下血、疟疾、血痢、痈肿疮毒、阴痒带下、脱力劳伤。

【经史摘要】始载于《神农本草经》，名牙子，列为下品，一名狼牙，曰："主邪气，热气，疥搔，恶疡创，痔，去白虫。"《本草图经》称龙牙草。《伪药条辨》始名仙鹤草。《本草纲目拾遗》载"叶有微毛……寒露时开花成穗，色黄而细小，根有白芽，尖圆似龙牙，顶开黄花，故名金顶龙芽"，"疗吐血各病……疔肿痈疽，肺痈，乳痈，痔肿"。

【古诗选录】

秋发黄花细瓣五，结实匾小针刺攒。宿根生本三尺许，子发春苗随地肩。
大叶中间夹小叶，层层对比相新鲜。味苦辛平入肺脏，穿肠穿胃能攻坚。

——清·郑奋杨《药镜·拾遗赋》

拟状蛇蘼，因时分选。春夏叶舒，秋冬根卷。

——清·叶志诜《神农本草经赞》

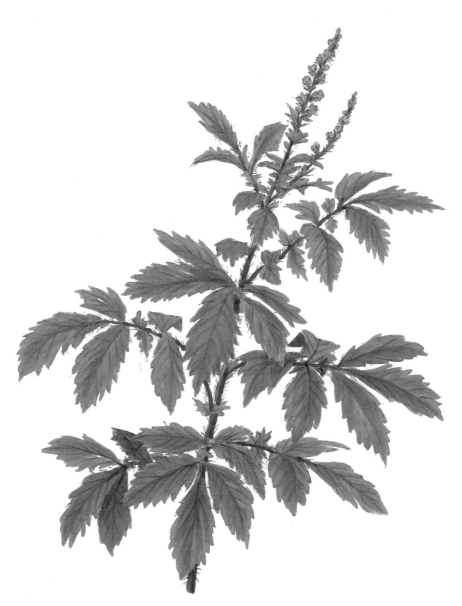

龙牙草

89. 青蒿 qīng hāo

青蒿源于菊科植物黄花蒿，
先秦《五十二病方》早有记述。
屠呦呦从绞汁服用受启发，
研制成治疗疟疾有效药物。

从青蒿中提取药物青蒿素，
为全球疟疾患者解除痛苦；
获诺贝尔生理学医学奖誉。
中国医药学是伟大的宝库。

【来　　源】本品为菊科植物黄花蒿的干燥地上部分。

【植物形态】一年生草本，全株有浓烈的挥发性香气。茎具纵条纹。基生叶开花时凋谢；叶互生，叶片通常为三回羽状全裂，裂片短细，叶轴两侧具窄翅。头状花序多数，球形，组成圆锥状；总苞片3～4层，总苞小，球状。花黄色，外层雌性，中央两性。瘦果椭圆形。

【性味归经】苦、辛，寒。归肝、胆经。

【功能主治】清虚热，除骨蒸，解暑热，截疟，退黄。用于治疗温邪伤阴、夜热早凉、阴虚发热、骨蒸劳热、暑邪发热、疟疾寒热、湿热黄疸。

【经史摘要】始载于《神农本草经》，名草蒿，列为下品，一名青蒿，一名方溃。青蒿名早记于先秦《五十二病方》。《肘后备急方》："青蒿一握，以水二升渍，绞取汁尽服之。"《本草图经》："治骨蒸热劳为最，古方单用之。"《本草纲目》载"蒿，草之高者也"，"诗云：呦呦鹿鸣，食野之蒿。即此蒿也"，"青蒿得春木少阳之气最早"。《梦溪笔谈》："此蒿深青，如松桧之色，至深秋余蒿并黄，此蒿犹青，其气芬芳。恐古人所用，以深青者为胜。"

【古诗选录】

呦呦鹿鸣，食野之蒿。　　　　　　　　　　——先秦《诗经·小雅·鹿鸣》

渐觉东风料峭寒，青蒿黄韭试春盘。　　　　——宋·苏轼《送范德孺》

青蒿寒苦若无补，寒药难入胃之坞。惟此芳香喜袭脾，血虚有热骨间取。

　　　　　　　　　　　　　　　　　　　　——清·张望《古今医诗》

入药青蒿只取中，根茎子叶用休同。温除痎疟偏多效，熟退劳伤大有功。

　　　　　　　　　　　　　　　　　　　　——清·赵瑾叔《本草诗》

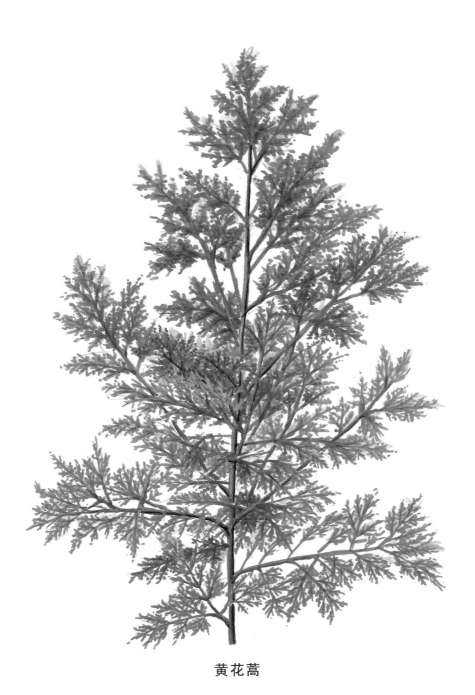

黄花蒿

90. 佩兰 pèi lán

古药用之兰，是兰草并非兰花。

《离骚》"纫秋兰以为佩"，是为佩兰。

兰草有叶有茎，全株香气清馨；

缝入香囊佩戴，预防呼吸道病。

兰花有叶无茎，花香而叶不香；

不作药用，只作庭院摆饰观赏。

兰花属兰科，佩兰属菊科不同；

佩兰醒脾化湿，辟秽解暑有功。

【来　　源】本品为菊科植物佩兰的干燥地上部分。

【植物形态】多年生草本，根茎横走。茎直立，绿色或红紫色。叶对生，下部的叶常枯萎；中部叶较大，3全裂或3深裂，中裂片较大，长椭圆形或长椭圆状披针形；上部叶较小，不分裂；或全部茎叶不分裂，具粗齿或不规则细齿。头状花序在茎顶及枝端排成复伞房花序；总苞钟状，总苞片覆瓦状排列，紫红色；头状花序具两性管状花4～6，花白色或带微红色。瘦果圆柱形，熟时黑褐色。

【性味归经】辛，平。归脾、胃、肺经。

【功能主治】芳香化湿，醒脾开胃，发表解暑。用于治疗湿浊中阻、脘痞呕恶、口中甜腻、口臭、多涎、暑湿表证、湿温初起、发热倦怠、胸闷不舒。

【经史摘要】始载于《神农本草经》，名兰草，列为上品，一名水香。《本草从新》始名佩兰。《本草纲目》载"兰乃香草，能辟不祥"，"二月宿根生苗成丛，紫茎素枝，赤节绿叶，叶对节生，有细齿。但以茎圆节长，而叶光有岐者，为兰草"，"兰草、泽兰气香而温，味辛而散，阴中之阳，足太阴、厥阴经药也"，"兰草走气道……而为消渴良药"。

【古诗选录】

扈江离与辟芷兮，纫秋兰以为佩。
——战国·屈原《离骚》

殷鉴谅不远，佩兰永芬芳。
——唐·韩愈、孟郊《遣兴联句》

踏青游，拾翠惜，袜罗弓小。莲步袅。腰支佩兰轻妙。行过上林春好。
——宋·苏轼《踏青游》

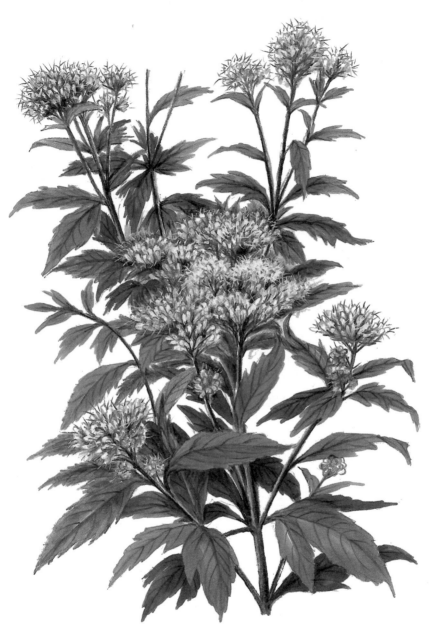

佩兰

91. 金钱草 jīn qián cǎo

各地药用之金钱草，不尽相同；
均生湿地叶形相像，来源多种。
取名因叶似铜钱，如金钱贵重；
治疗结石，清利湿热通淋消肿。

正品源于报春花科植物过路黄，
匍地节上生根，花叶对对相当。
叶片密布透明腺条，干后变黑；
黄花对坐绿跗尖长，节间并傍。

【来　　源】本品为报春花科植物过路黄的干燥全草。

【植物形态】多年生蔓生草本。茎柔弱，平卧延伸，表面灰绿色或带红紫色，幼时密被褐色无柄腺体，下部节间较短，生不定根；叶对生，叶片卵圆形、近圆形至肾圆形，稍肉质，透光可见密布的透明腺条，干时腺条变黑色。花单生于叶腋；花萼5深裂。花冠黄色，辐状钟形，5深裂，基部合生；裂片狭卵形至近披针形，具黑色长腺条。蒴果球形，瓣裂。

【性味归经】甘、咸，微寒。归肝、胆、肾、膀胱经。

【功能主治】利湿退黄，利尿通淋，解毒消肿。用于治疗湿热黄疸、胆胀胁痛、石淋、热淋、小便涩痛、痈肿疔疮、蛇虫咬伤。

【经史摘要】始载于《百草镜》，名神仙对坐草。《本草纲目拾遗》载"一名蜈蚣草。山中道旁皆有之，蔓生，两叶相对，青圆似佛耳草，夏开小黄花，每节间有二朵，故名"，"祛风散毒，煎汤洗一切疮疥"。《植物名实图考》："过路黄，江西坡塍多有之。铺地拖蔓，叶如豆叶，对生附茎。叶间春开五尖瓣黄花，绿跗尖长，与叶并苗。"

【古诗选录】

春今回首便天涯，留得芳英在物华。野色似云闲放犊，树阴如幄暗巢鸦。
金钱满地空心草，紫绮漫郊苦菜花。试考方言助多识，欲传名字入诗家。

　　　　　——宋·赵蕃《三月十七日以檄出行赈贷旬日而复反自州门至》

了道与延年，无过访金钱。服食添人寿，乾汞兼驻颜。

　　　　　——清·白云仙人《灵草歌·金钱草》

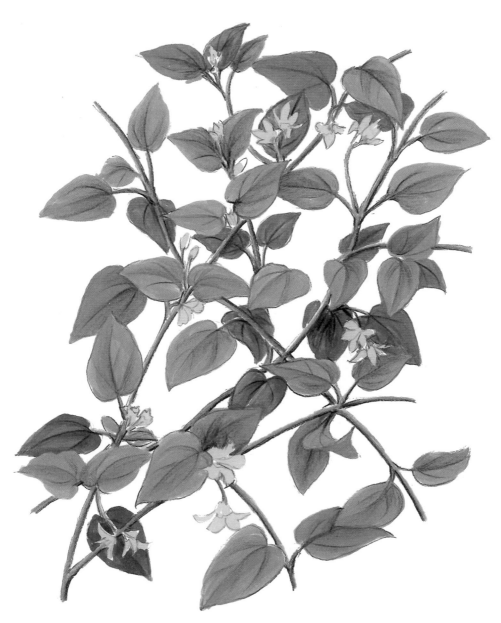

过路黄

92. 鱼腥草 yú xīng cǎo

叶似荞麦，匍茎匐地节上生根；
四片白色总苞如瓣，穗花密生。
喜阴湿生山坡林下，路边田埂；
广泛分布，长江流域以南各省。

古称蕺菜，具鱼腥味容易辨识；
全草晾干泡茶，鲜品亦可蔬食。
可清热解毒，排脓消肿治肺痈；
传越王勾践，食此草牢记国耻。

【来　　源】本品为三白草科植物蕺菜的新鲜全草或干燥地上部分。

【植物形态】多年生草本，具鱼腥味。茎下部伏地，节上轮生小根；上部直立。叶互生，薄纸质，有腺点；托叶膜质，条形，下部与叶柄合生为叶鞘，基部扩大，略抱茎；叶片卵形或阔卵形，先端短渐尖，基部心形，全缘，上面绿色，下面紫红色。穗状花序生于茎顶，与叶对生；总苞片4，长圆形或倒卵形，白色；花小而密，无花被。蒴果卵圆形，顶端开裂，具宿存花柱。

【性味归经】辛，微寒。归肺经。

【功能主治】清热解毒，消痈排脓，利尿通淋。用于治疗肺痈吐脓、痰热喘咳、热痢、热淋、痈肿疮毒。

【经史摘要】始载于《名医别录》，名蕺。《履巉岩本草》始名鱼腥草。《新修本草》："叶似荞麦，肥地亦能蔓生，茎紫赤色，多生湿地、山谷阴处。"《本草纲目》："蕺字，段公路北户录作蕺，音戢，秦人谓之菹子，菹、蕺相近也。其叶腥气，故俗呼为鱼腥草。"《本草经疏》："能治痰热壅肺，发为肺痈吐脓血之要药……又为痔疮必须之药。"

【古诗选录】

十九年间胆厌尝，盘羞野菜当含香，春风又长新芽甲，好撷青青荐越王。

　　　　　　　　　　　　　　　　　　——宋·王十朋《蕺山》

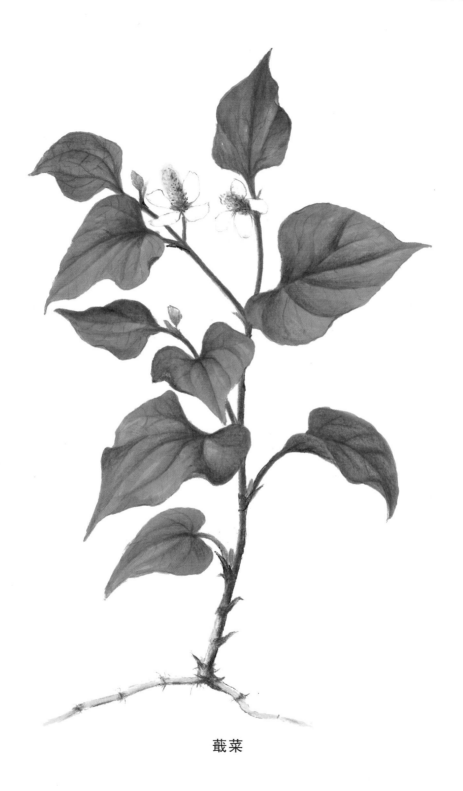

蕺菜

93. 益母草 yì mǔ cǎo

《诗经》"中谷有蓷①"，本经②始称"茺蔚"。
草实茺盛密蔚，伏根春盛夏萎。
基叶圆形，茎叶向上渐裂趋狭；
茎直四棱，唇花淡红节节轮围。

坚果茺蔚子三棱形，清肝明目；
药用干鲜地上部分，活血调经。
行血不伤新血，养血不滞瘀血；
其功宜于妇人，故有益母之名。

【来　　源】本品为唇形科植物益母草新鲜或干燥地上部分。

【植物形态】一年生或两年生草本。茎直立，四棱形，被微毛。叶对生。一年生植物基生叶具长柄，叶片略呈圆形；茎中部叶有短柄，3 全裂，裂片近披针形；最上部分叶不分裂，线形，近无柄。轮伞花序腋生；小苞片针刺状，花萼钟形，先端 5 齿裂，具刺尖，宿存。花冠唇形，淡红色或紫红色。小坚果褐色，三棱形。

【性味归经】苦、辛，微寒。归肝、心包、膀胱经。

【功能主治】活血调经，利尿消肿，清热解毒。用于治疗月经不调、痛经经闭、恶露不尽、水肿尿少、疮疡肿毒。

【使用注意】孕妇慎用。

【经史摘要】始载于《神农本草经》，名茺蔚子，列为上品，一名益母，一名大札。《本草图经》始名益母草。《本草纲目》载"此草及子皆茺盛密蔚，故名茺蔚。其功宜于妇人及明目益精，故有益母、益明之称"，"活血破血，调经解毒"。《本草汇言》："行血而不伤新血，养血而不滞瘀血，诚为血家之圣药也。"

【古诗选录】

中谷有蓷，暵其干矣。
　　　　　　　　　　　　　　　　　　　——先秦《诗经·中谷有蓷》

曾子定应怜益母，曹公端解寄当归。从今洗面饶光泽，血气仍充旧带围。
　　　　　　　　　　　　　　——宋·朱翌《有惠益母粉及当归者》

有草人不识，弃之等蒿莱。时来见任使，到口生风雷。
　　　　　　　　　　　　　　　　　　——明·陈献章《益母草》

茺蔚辛寒叶益母，益精行血偏于走。瞳人散大血崩人，宁可温存悬肘后。
　　　　　　　　　　　　　　　　　——清·张望《古今医诗》

---

①蓷：即益母草。

②本经：指《神农本草经》。

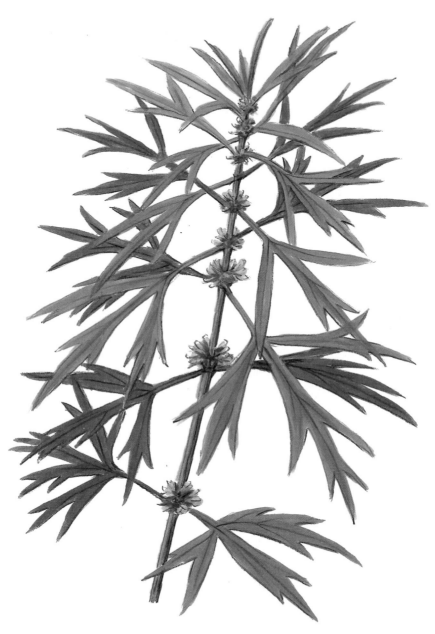

益母草

94. 蒲公英 pú gōng yīng

头状花序首如飞蓬，隶属菊科。

瘦果顶端茸球冠毛，成熟张阔。

如降落伞带着种子，随风传播；

适宜它们生长之地，都有飘落。

带根全草入药，也称黄花地丁；

清热解毒，散结消肿利尿通淋。

防病毒治感冒，消除口咽炎症；

化热毒消恶肿，治疗肺痈乳痈。

【来　　源】本品为菊科植物蒲公英、碱地蒲公英或同属数种植物的干燥全草。

【植物形态】蒲公英，多年生草本。全株含白色乳汁，被白色疏软毛。叶根生，排列成莲座状；具叶柄，柄基部两侧扩大成鞘状；叶片线状披针形、倒披针形或倒卵形，边缘浅裂或不规则羽状分裂，裂片齿牙状或三角状，被白色蛛丝状毛；头状花序单一，全为舌状花，两性；花冠黄色，5齿裂。瘦果倒披针形，具纵棱，并有横纹相连，有刺状突起，果顶具喙；冠毛白色。

【性味归经】苦、甘，寒。归肝、胃经。

【功能主治】清热解毒，消肿散结，利尿通淋。用于治疗疔疮肿毒、乳痈、瘰疬、目赤、咽痛、肺痈、肠痈、湿热黄疸、热淋涩痛。

【经史摘要】始载于《新修本草》，原名蒲公草，曰："叶似苦苣，花黄，断有白汁，人皆啖之。"《本草图经》始名蒲公英。《本草衍义》："蒲公草今地丁也，四时常有花，花罢飞絮，絮中有子，落处即生，所以庭院间亦有，盖因风而来也。"《本草纲目》："解食毒，散滞气，化热毒，消恶肿、结核、疔肿。掺牙，乌须发，壮筋骨。"

【古诗选录】

自伯之东，首如飞蓬。

——先秦《诗经·伯兮》

地丁叶嫩和岚采，天蓼芽新入粉煎。

——宋·薛田《成都书事百韵》

黄花地丁蒲公英，一物乃有二名焉。与忍冬烹佐少酒，乳痈微汗病即安。

丁肿恶核皆同此，亦堪鲜草捣涂痊。

——清·张望《古今医诗》

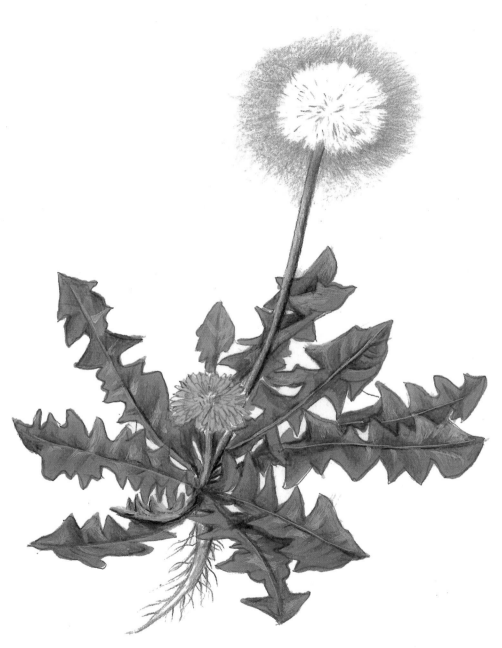

蒲公英

95. 薄荷 bò he

薄荷的有效成分是薄荷脑，
夏秋生长茂盛时含量最高。
经年宿根草本，具清凉香气。
晴天中午采割，方质优为好。

叶具黄色腺鳞，向上先端渐尖；
唇花淡紫白色，轮伞腋生节间。
清利咽喉头目，疏散风热透疹；
香入肝经气分，并医胸胁胀闷。

【来　　源】本品为唇形科植物薄荷的干燥地上部分。

【植物形态】多年生芳香草本。茎锐四棱形，多分枝。单叶对生，叶披针形、卵状披针形、长圆状披针形至椭圆形，先端锐尖或渐尖，基部楔形至近圆形，边缘在基部以上疏生粗大的牙齿状锯齿，两面具柔毛及黄色腺鳞；轮伞花序腋生；总梗上有小苞片数枚，线状披针形，具缘毛；花萼管状钟形，外被柔毛及腺鳞；花冠唇形，淡紫色至白色。小坚果长卵球形，黄褐色至淡褐色，具小腺窝。

【性味归经】辛，凉。归肺、肝经。

【功能主治】疏散风热，清利头目，利咽，透疹，疏肝行气。用于治疗风热感冒、风温初起、头痛、目赤、喉痹、口疮、风疹、麻疹、胸胁胀闷。

【经史摘要】始载于《新修本草》，曰："薄荷茎叶似荏而尖长，根经冬不死，又有蔓生者。"《本草纲目》载"二月宿根生苗，清明前后分之，方茎赤色，其叶对生，初时形长而头圆，及长则尖"，"辛能发散，凉能清利，专于消风散热"。《药性论》："能去愤气，发毒汗，破血，止痢，通利关节。"《药性赋》："薄荷叶宜消风清肿之施。"

【古诗选录】

一枝香草出幽丛，双蝶飞飞戏晚风。莫恨村居相识晚，知名元向楚辞中。

——宋·陆游《题画薄荷扇》

薄荷苏产甚芳菲，咬鼠花猫最失威。泄热驱风清面目，鲜脱发汗转枢机。
种分龙脑根偏异，叶似金钱力岂微。症见伤寒和蜜擦，管教舌上去苔衣。

——清·赵瑾叔《本草诗》

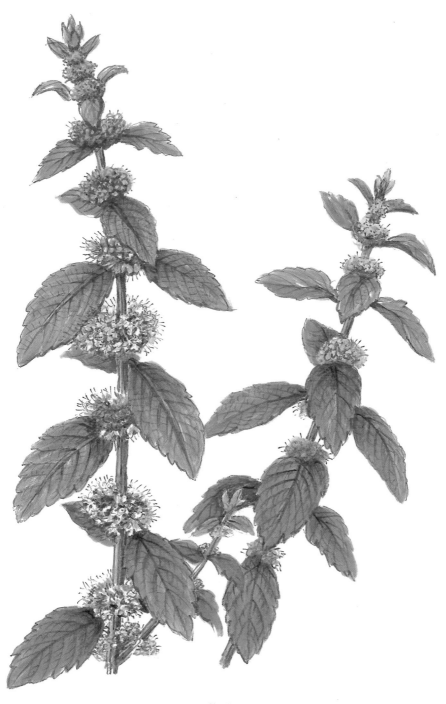

薄荷

96. 瞿麦 qú mài

《尔雅》作蘧，渠衢二音果实像麦。

瞿字古义，生长在穗两旁之意。

一茎对生细叶，花单或聚梢穗；

淡紫胭红数色，爪状深裂美丽。

石竹形似瞿麦，叶似竹而细窄；

花略小而妩媚，铺植斑斓缀美。

种玉抽青节瘦，可与瞿麦同行；

苦寒活血通经，功效利尿通淋。

【来　　源】本品为石竹科植物瞿麦或石竹的干燥地上部分。

【植物形态】瞿麦，多年生草本。茎丛生，直立，无毛，上部二岐分枝，节明显。叶对生，线形或线状披针形，先端渐尖，基部成短鞘状包茎，全缘，两面均无毛。两性花；花单生或数朵集成稀疏歧式分枝的圆锥花序；小苞片排成2～3轮；花萼圆筒形，淡紫红色，先端5裂；花瓣5，淡红色、白色或淡紫红色，先端深裂成细线状，基部有长爪。蒴果长圆形。

【性味归经】苦，寒。归心、小肠经。

【功能主治】利尿通淋，活血通经。用于治疗热淋、血淋、石淋、小便不通、淋漓涩痛、经闭瘀阻。

【使用注意】孕妇慎用。

【经史摘要】始载于《神农本草经》，列为中品，一名巨句麦。《本草经集注》："今出近道，一茎生细叶，花红紫赤可爱……子颇似麦，故名瞿麦。此类有两种，一种微大，花边有叉桠……复一种叶广相似而有毛，花晚而甚赤。"《本草图经》："通心经、利小肠为最要。"《本草纲目》载"此麦之穗旁生故也。尔雅作蘧。有渠、衢二音""近古方家治产难，有石竹花汤"。《药性赋》："治热淋之有血。"

【古诗选录】

麝香眠石竹，鹦鹉啄金桃。　　　　　　　　　　　——唐·杜甫《山寺》

而今莫共金钱斗，买却春风是此花。　　　　　——唐·陆龟蒙《石竹花咏》

种玉乱抽青节瘦，刻缯轻染绛花圆。　　　　　——宋·王安石《石竹花》

瞿麦破血淋石稀，到喉尊酒一茶匙。一朝三服三朝九，下石须知有尽时。

　　　　　　　　　　　　　　　　　　　　　　——清·张望《古今医诗》

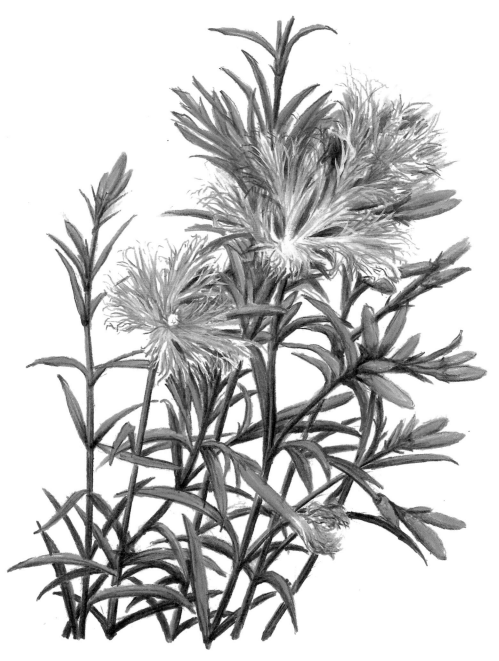

瞿麦

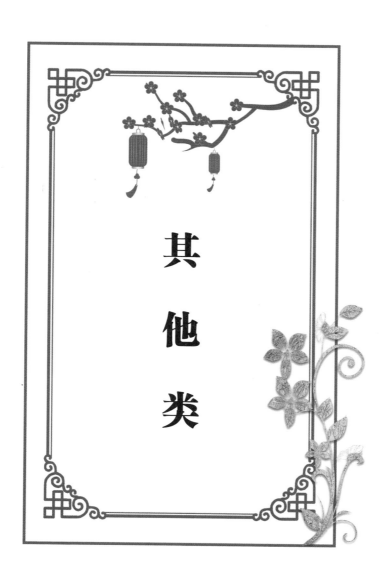

其他类

97. 冬虫夏草 dōng chóng xià cǎo

大自然物种真是纷繁神奇，
冬虫夏草是虫和菌复合体。
蝙蝠蛾幼虫越冬钻入土地，
虫草菌侵染虫体营养自己。

翌年夏，菌核长出棒状子座，
从寄主体头胸部生出土地，
成可见之草，完成生命周期。
仅产于青藏高原，稀少难觅。

【来　　源】本品为麦角菌科真菌冬虫夏草菌寄生在蝙蝠蛾科昆中幼虫上的子座和幼虫尸体的干燥复合体。

【植物形态】子座单个，长棒形或圆柱形，基部粗，向上渐细。头部近圆柱形，褐色，初期内部充实，后变中空，尖端有不孕顶部。子囊壳近表面生，基部稍陷于子座内，椭圆形至卵形。子囊多数，细长，产生在子囊壳内，子囊内具子囊孢子数个。

【性味归经】甘，平。归肺、肾经。

【功能主治】补肾益肺，止血化痰。用于治疗肾虚精亏、阳痿遗精、腰膝酸痛、久咳虚喘、劳嗽咯血。

【使用注意】久服宜慎。

【经史摘要】始载于《本草从新》，载"冬在土中，身活如老蚕，有毛能动，至夏则毛出土上，连身俱化为草"，"保肺益肾，止血化痰，已劳嗽"。《本草纲目拾遗》："夏为草，冬为虫，长三寸许，下跌六足，脆以上绝类蚕，羌俗采为上药。"《药性考》："秘精益气，专补命门。"

【古诗选录】

冬虫夏草名符实，变化生成一气通。一物竟能兼动植，世间物理信难穷。

——清·蒲松龄《聊斋志异外集》

何形毕竟是真形，为草为虫化未停。那似流萤终天没，春风原上不重青。
居然小草宿根存，蠕动还能返本原。自有真机随变化，炎凉总不负天恩。

——清·王倍旬《听雨楼随笔二首》

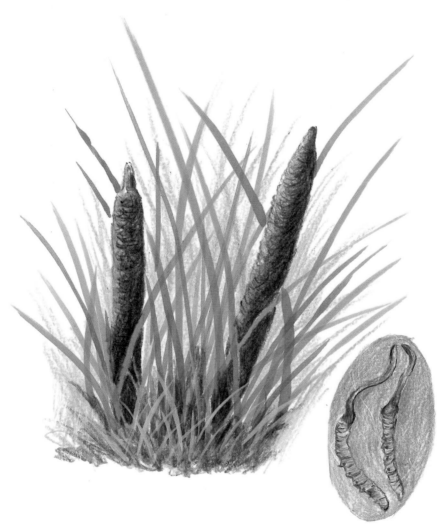

冬虫夏草

98. 芦荟 lú huì

芦荟叶汁液浓缩物，亮黑而苦。

芦意黑，荟意聚，源于阿拉伯语。

古埃及用芦荟治病，奉为神明。

时与没药并用，作木乃伊防腐。

唐以前，经丝绸之路传入中华。

传杨贵妃善用它，美容效佳。

泻下通便，清肝泻火，杀虫疗疳；

亦广泛作保健品、化妆品开发。

【来　　源】本品为百合科植物库拉索芦荟、好望角芦荟或其他同属近缘植物叶子的液汁浓缩干燥物。前者习称"老芦荟"，后者习称"新芦荟"。

【植物形态】库拉索芦荟，多年生常绿肉质草本。茎较短，叶近簇生或稍二列，肥厚多汁，条状披针形，粉绿色，顶端有小齿，边缘疏生刺状小齿。花葶高60～90cm，不分枝或有时稍分枝。总状花序具花几十朵；苞片近披针形，先端锐尖；花下垂，稀疏排列，淡黄色，有红斑，管状花6裂，裂片先端稍外弯，蒴果三角形，室背开裂。

【性味归经】苦，寒。归肝、胃、大肠经。

【功能主治】泻下通便，清肝泻火，杀虫疗疳。用于治疗热结便秘、惊痫抽搐、小儿疳积，外治癣疮。

【使用注意】孕妇慎用。

【经史摘要】始载于《药性论》，名卢会。《本草蒙筌》始名芦荟。《南海药谱》载"树脂也"，"兼治小儿诸热"。《开宝本草》载"生波斯国，似黑饧"，"主热风烦闷，胸膈间热气，明目镇心，小儿癫痫惊风，疗五疳，杀三虫及痔病疮瘘，解巴豆毒"。《本草图经》："今惟广州有来者。其木生山野中，滴脂泪而成。采之不拘时月。俗呼为象胆，以其味苦而云耳。"《本草纲目》："乃厥阴经药也，其功专于杀虫清热。"

【古诗选录】

草形木质辨须真，芦荟消疳力最神。象胆比来当实苦，树脂滴出采尤新。

去将湿热虫堪杀，点入清凉目可明。犹记当年刘禹锡，癣方传自楚州人。

——清·赵瑾叔《本草诗》

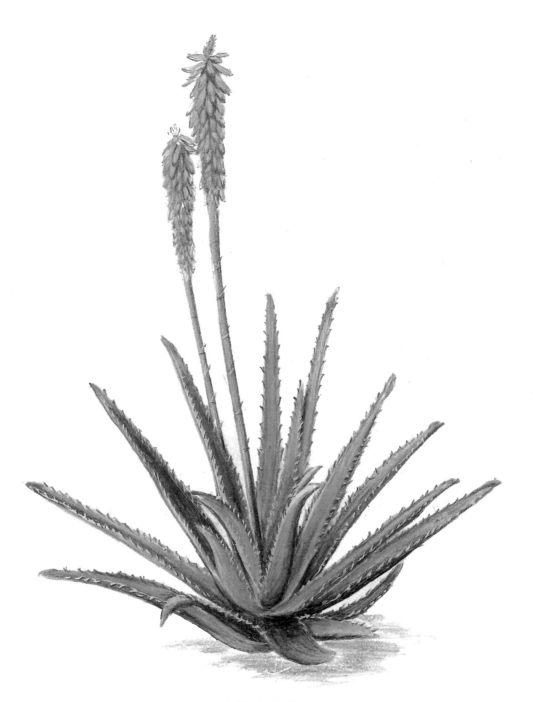

库拉索芦荟

99. 灵芝 líng zhī

古人对真菌的本质，无从认识；
白蛇娘子所盗仙草，就是灵芝。
补气血止咳喘，能益心安神；
民间将它视为祥瑞美好象征。

扇形菌盖红褐色，漆样光泽；
有同心环纹和辐射状皱纹。
提取灵芝素，或制成灵芝粉；
现广泛培养，菌种不再稀珍。

【来　　源】本品为多孔菌科真菌赤芝或紫芝的干燥子实体。

【植物形态】赤芝，菌盖半圆形或肾形，木栓质，表面红褐色并有油漆样光泽，盖边渐趋淡黄，有同心环纹和辐射状皱纹；菌肉白色至淡褐色。菌柄圆柱形，侧生或偏生，与菌盖色泽相似。

【性味归经】甘，平。归心、肺、肝、肾经。

【功能主治】补气安神，止咳平喘。用于治疗心神不宁、失眠心悸、肺虚咳喘、虚劳短气、不思饮食。

【经史摘要】芝类药物始载于《神农本草经》，根据芝的颜色不同，分为赤、黑、青、白、黄、紫芝六种，列为上品。灵芝之名始载于《本草原始》。《尔雅》注："一岁三华，瑞草。或曰生于刚处曰菌，生于柔处曰芝。"《本草纲目》载"赤芝……益心气，补中，增智慧，不忘"，"芝本作之。篆文象草生地上之形，后人借之字为语辞，遂加草以别之也"，"芝乃腐朽余气所生，正如人生瘤赘，而古今皆以为瑞草，又云服食可仙，诚为迂谬"。

【古诗选录】

浸石菌于重涯，濯灵芝以朱柯。　　　　　　　　——东汉·张衡《西京赋》

海上求仙客，三山望几时。焚香宿华顶，裛（yì）露采灵芝。
屡蹑莓苔滑，将寻汗漫期。倘因松子去，长与世人辞。

　　　　　　　　　　　　　　　　　——唐·孟浩然《寄天台道士》

古来大药不可求，真契当如磁石铁。　　　　　　　——宋·苏轼《石芝》

椒披冲襟奉玉宸，灵芝茎叶出氤氲。如颁月令欣欣政，先学巫山蔼蔼云。
璀璨吐奇康寿栋，轮囷绝异汉唐闻。只应一叶三千岁，万亿斯年赞大君。

　　　　　　　　　　　　　　　　——宋·曹勋《恭进德寿芝草》

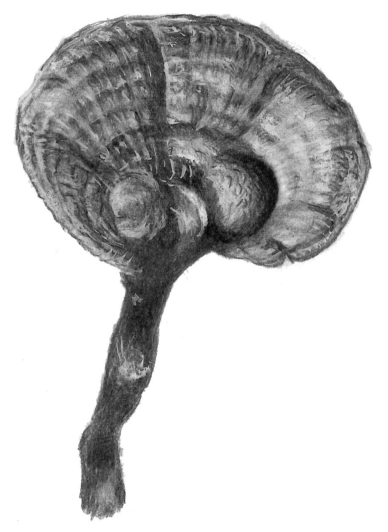

赤芝

100. 茯苓 fú líng

古人视为神灵，久有茯菟之名。
菌体寄伏松根，肤色黝黑鳞皱。
古籍云，伏土如矢故名伏零；
伏通茯，变雨从草茯苓合称。

近皮处菌核淡红，称之赤茯苓。
抱松根者为茯神，内坚白有粉。
皮肉心各部位，药用稍有区分；
主治水肿肤胀，健脾宁心安神。

【来　　源】本品为多孔菌科真菌茯苓的干燥菌核。生长于松树根上。

【植物形态】菌核球形、卵形、椭圆形至不规则形。外面有厚而多皱褶的皮壳，深褐色，新鲜时软，干后变硬；内部白色或淡粉红色，粉粒状。子实体生于菌核表面，全平伏，白色，肉质，老后或干后变为浅褐色。菌管密，管壁薄，管口圆形、多角形或不规则形，口缘常裂为齿状。孢子长方形至近圆柱形，平滑，有一歪尖。

【性味归经】甘、淡，平。归心、肺、脾、肾经。

【功能主治】利水渗湿，健脾，宁心。用于治疗水肿尿少、痰饮眩悸、脾虚食少、便溏泄泻、心神不安、惊悸失眠。

【经史摘要】始载于《神农本草经》，列为上品，一名茯菟。《名医别录》："抱根者名茯神。"《本草经集注》："自然成者，大如三四升器，外皮黑细皱，内坚白，形如鸟兽龟鳖者良。"《本草纲目》载"神农本草止言茯苓，名医别录始添茯神，而主治皆同。后人治心病必用茯神"，"茯苓有大如斗者，有坚如石者，绝胜。其轻虚者不佳"。《药性赋》："茯神宁心益智，除惊悸之疴。"

【古诗选录】

象鸟兽之蹲伏，类龟鼋之闭蛰，外黝黑以鳞皱，中结白而纯密。

——宋·苏辙《服茯苓赋》

青松林下茯苓多，白云深处黄精盛。

——宋·张抡《踏莎行》

皓苓下居，彤丝上荟。中状鸡凫，其容龟蔡。
神侔少司，保延幼艾。终志不移，柔红可佩。

——宋·王微《茯苓赞》

茯苓气薄阳中阴，发腠生津始上行。

——清·张望《古今医诗》

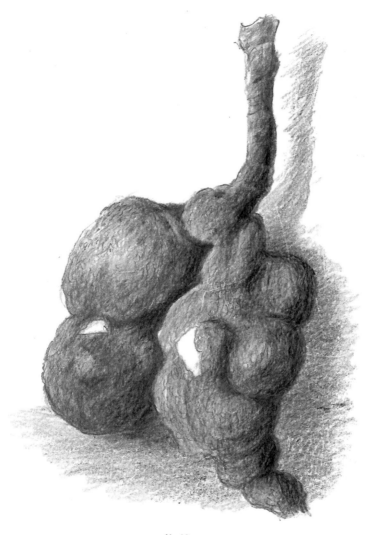

茯苓

其他一切中草药

汉《神农本草经》，载药 365 以应天；
明《本草纲目》，集药之大成近两千；
《中华本草》十册，收中药逾八千种；
为华夏繁衍，本草做出重大贡献。

神农遍尝百草，岂止一百之多？
百草代表的是所有的中草药。
此 101 首，合唱根茎叶花果，
且为其他一切中草药而咏歌。

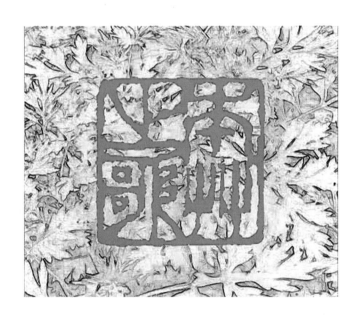

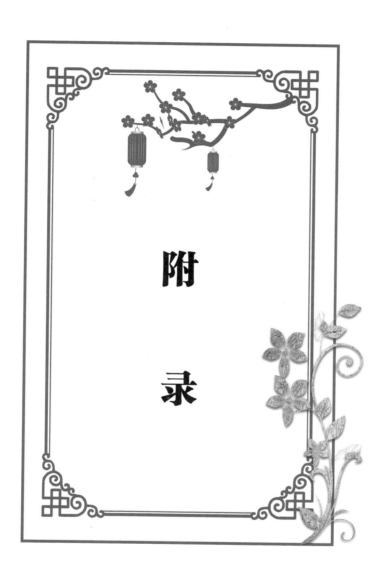

附

录

参 考 文 献

［1］　国家药典委员会.中华人民共和国药典.［M］.北京：中国医药科技出版社,2020.

［2］　国家中医药管理局《中华本草》编委会.中华本草精选本［M］.上海：上海科学技术出版社,1998.

［3］　高学敏,张德芹,钟赣生,等.中国药典中药材及饮片彩色图鉴［M］.太原：山西科学技术出版社,2015.

［4］　(明)李时珍.刘衡如校点.本草纲目［M］.北京：人民卫生出版社,1977.

［5］　徐国均,王强.中草药彩色图谱［M］.福州：福建科学技术出版社,2006.

［6］　王德群,谈献和.药用植物学［M］.北京：科学出版社,2011.

［7］　刘春生,谷巍.药用植物学［M］.北京：中国中医药出版社,2021.

［8］　谭同来,张咏梅,许卫平,等.中药药名史话［M］.北京：中医古籍出版社,2008.

［9］　肖凡,刘英俊,夏瑜.文人吟咏诗话［M］.北京：中医古籍出版社,2008.

［10］　(清)叶志诜.王加锋等校注.神农本草经赞［M］.北京：中国中医药出版社,2017.

［11］　(清)张望.朱德明校注.古今医诗［M］.北京：中国中医药出版社,2015.

［12］　周振甫.诗经译注［M］.北京：中华书局,2013.

索 引

（按中药名首字笔画顺序排列）